Training in Neurorehabilitation
Medical Training Therapy，Sports and Exercises

神经康复训练
医学训练疗法、运动与锻炼

原著　［德］Sabine Lamprecht
　　　［德］Hans Lamprecht

译者　刘钦刚（大连德澜医院）
　　　韩　辉（美国凯撒北加州医生集团）

世界圏书出版公司
西安　北京　广州　上海

图书在版编目（CIP）数据

神经康复训练：医学训练疗法、运动与锻炼/（德）萨比内·拉姆普雷希特（Sabine Lamprecht），（德）汉斯·拉姆普雷希特（Hans Lamprecht）著；刘钦刚，韩辉译.—西安：世界图书出版西安有限公司，2020.5（2023.2重印）

ISBN 978－7－5192－6680－6

Ⅰ.①神… Ⅱ.①萨… ②汉… ③刘… ④韩… Ⅲ.①神经系统疾病—康复医学 Ⅳ.①R741.09

中国版本图书馆 CIP 数据核字（2020）第 035625 号

Copyright© of the original English language edition 2018 by Georg Thieme Verlag KG, Stuttgart, Germany.
（由德国斯图加特 Georg Thieme Verlag KG 公司 2018 年英文原版授权）
Original title（原书名）：Training in Neurorehabilitation—Medical Training Therapy, Sports and Exercises
By（原著者）Sabine Lamprecht, Hans Lamprecht
封面图片引自原著正文第 5 章（P₃₅）

书　　名	神经康复训练：医学训练疗法、运动与锻炼
	SHENJING KANGFU XUNLIAN：YIXUE XUNLIAN LIAOFA, YUNDONG YU DUANLIAN
原　　著	［德］Sabine Lamprecht　Hans Lamprecht
译　　者	刘钦刚　韩　辉
责任编辑	胡玉平
装帧设计	绝色设计
出版发行	世界图书出版西安有限公司
地　　址	西安市高新区锦业路 1 号都市之门 C 座
邮　　编	710065
电　　话	029－87214941　029－87233647（市场营销部）
	029－87234767（总编室）
网　　址	http://www.wpcxa.com
邮　　箱	xast@ wpcxa.com
经　　销	新华书店
印　　刷	陕西金和印务有限公司
开　　本	787mm×1092mm　1/16
印　　张	11.75
字　　数	180 千字
版次印次	2020 年 5 月第 1 版　2023 年 2 月第 2 次印刷
版权登记	25－2019－019
国际书号	ISBN 978－7－5192－6680－6
定　　价	118.00 元

Training in Neurorehabilitation

Medical Training Therapy, Sports and Exercises

神经康复训练：医学训练疗法、运动与锻炼

Sabine Lamprecht

Hans Lamprecht

Private Practice Kirchheim Germany（德国基希海姆私人执业者）

插图：Stefan Oldenburg

　　　　Heidelberg，Germany（德国海德堡）

图片 158 幅

重要提示

医学是一门在发展中不断变化的科学。医学研究和临床经验不断扩展着我们的知识，特别是在正确治疗和药物治疗方面的知识。只要是这本书中提到的任何剂量或应用，读者均可以放心，作者、编辑及出版商已尽一切努力确保这些参考文献与这本书出版时的知识现状一致。

然而，这并不涉及、暗示或表示出版商方面对本书中描述的任何剂量说明或应用形式负有任何保证或责任。要求每个用户仔细检查生产商在每种药物中附带的说明，其中无论是提到的剂量梯度还是生产商提到的禁忌证都与当前书中有所不同，必要时应咨询医生或专家。这种检查在遇到不常用的药物或新上市的药物时显得尤为重要。每个剂量梯度或每种应用形式都完全由用户自行承担风险和责任。作者和出版商要求每个用户向出版商报告观察到的任何差异或失准。如果在此著作出版后发现错误，我们将在www.thieme.com产品描述页面发布《勘误表》。

本书中提到的某些产品名称、专利及已注册的设计，实际上是注册商标或专有名称，即便在本书中没有特别指出。因此在出现没有标注所有权人的设计名称时，不应解释为出版商可在公共领域代表它。

这本书，包括它的所有部分，受版权法律保护。版权以外的任何使用、开发或版权立法限制之外的商业化，未经出版商的许可均属非法，可能会受到起诉。这一点尤其适用于影印复制、拷贝，任何种类的油印或复制、翻译、缩微胶卷和电子资料处理储存。

译　序
Foreword

　　治疗性训练、运动或锻炼，作为治疗、康复的一种手段，自古以来就不乏开拓者和实践者，发展到现在已经形成了一门具备完整理论基础和技术的医学学科。

　　在神经系统疾病的康复中，目前的运动疗法、康复训练已被患者和整个社会广泛接受。随着科学技术的进步，康复训练理念和技术也在不断发展和更新。本书中介绍的一些新理念值得我们学习和借鉴："一对一"的手法治疗并不总是最佳的选择；痉挛不是神经康复的主要问题，无力才是主要问题。对神经康复中要不要进行肌力训练的问题做了精辟解答，介绍了帕金森病康复的新方法——LSVT BIG方法，并提出主动的以任务为导向的高强度训练优于传统疗法，康复训练的强度和重复次数在运动技能再学习方面发挥着至关重要的作用。

　　本书介绍了众多先进的康复训练、锻炼设备及康复机器人等。这些康复器材进入康复机构后，极大地提高了康复训练的效果和效率，例如康复机器人、虚拟现实训练、情景互动训练及太空陀螺等。其中不乏有些设备在中国还比较少见，一些设备也正逐步进入中国的康复机构中。相信越来越多的康复机构会逐渐增加康复设备的投入，购进更多先进的康复设备。

本书对各种神经疾病的康复评价和康复治疗都有精辟的论述，提出了指导性的理念和康复原则及方法，是从事神经康复工作不可多得的一本参考书。

在翻译过程中，针对个别问题请教了原香港复康会项目主任，也是我的康复医师培训班老师贝维斯（Sheila Purves）女士；审校邀请了世界卫生组织（WHO）同济康复医师培训班同学，目前在美国从事康复工作的韩辉；最后由我再对稿件进行了统校。

书中多次出现"shaping"这个词，国内一般音译为"舍宾"，或意译为"塑形""塑身"，但书中的意思并非这么简单，咨询了国内外专家对这一单词的解释。外国专家称"shaping"是一种理念、概念（英文为 concept），shaping 的理念总是与强制性运动疗法（CIMT）伴随使用。Shaping 是指在训练受累的肢体时通过把活动任务"打碎"成小的分解动作，当患者完成任务的水平有所提高时，即使再小的进步，也应立即给予正反馈，并总是按患者的操作水平进行"顶格"的渐进式训练，有"量身定制"的意思。所以很难找到一个中文词能涵盖"shaping"这个单词的完整意义，考虑再三，书中用原文"shaping"，希望大家能够意会。

刘钦刚

2020 年 3 月于大连

前 言
Preface

　　神经康复是医疗康复领域中一个令人兴奋的部分。几十年来，治疗性锻炼已成为肌肉骨骼和心血管康复中的一个组成部分。然而，对于它作为神经系统疾病恢复疗法的重要性，人们尚未作出足够的探索。为什么治疗性锻炼还没能成为神经疾病患者康复的标准做法？

　　自20世纪90年代中期以来，我们一直致力于将治疗性锻炼方法用于神经系统疾病患者的恢复中。从那以后，我们一直在使用带有体重支持系统（BWST）的活动平板、肌力和耐力训练装置及平衡设备，如测量平台、活动平台和太空陀螺（SpaceCurl），以实现快速恢复。有趣的是，即使在那个时候，其中的许多设备也是由计算机控制并装备反馈系统的。

　　2009年我们开始提供神经疾病治疗性锻炼课程。从那以后，我们不断收到这样的请求，即需要一本书，而该书能作为涵盖这些课程的参考材料。

　　没有一本书能够全面涵盖治疗性锻炼的各个方面，并可提供关于各种神经疾病训练的信息。然而，近期已经看到有关具体诊断和适当治疗方面的书籍和专业期刊中的刊文数量在激增。

甚至患有神经疾病或出现症状的患者都能够而且应该接受锻炼的这种理念，不再像几十年前那样存有争议。越来越多的人接受了这一观点，即神经疾病患者主要的运动和功能问题通常是无力。因此，建议患者进行锻炼就水到渠成。

我们撰写这本书的目的是希望鼓励治疗师在治疗大厅里陪伴他们的神经疾病患者，并让他们参与根据治疗性锻炼原则建立的结构性训练计划（structured training programs）。

我们认为，最重要的是不要将这项计划仅局限于无功能障碍的神经疾病患者，还应该包括严重受损患者（C期）。经验表明，无论是门诊还是住院的神经疾病患者，其治疗的要求常常不是太多，而是太少。

特别感谢与我们合作的众多神经疾病患者，他们往往在开始时偶尔会有一些犹豫，但最终都会坚定地走上艰苦训练的道路，达到耐受的极限，并意识到这是值得努力的。从患者中得到的积极性和建设性的反馈，增强了我们以书籍这种形式记录我们取得成果的决心。

希望本书提到的信息能对物理治疗师、作业治疗师及运动治疗师有所帮助，改善并促进神经疾病患者的恢复。

Sabine Lamprecht

Hans Lamprecht

目 录
Contents

1 治疗性锻炼

> "见义不为，无勇也。"
>
> ——孔子

1.1 从古代到现代

即使在古代，指导患者如何进行自身锻炼已经成为治疗的一个重要部分。Soranus of Ephesus 医生（公元1~2世纪）遗失的关于急、慢性疾病的手稿保留在 Caelius Aurelianus 医生（约公元 400 年）的著作中，宣称瘫痪的患者应该从理发店的椅子上开始他们第一次走路的尝试；其后，他们应该使用某种助行器练习走路。为提高他们的稳定性，还应该鼓励患者在各种不同的地面和障碍的道路上练习[138]。

对运动和健康两者关系的理解是罗马人经由拜占庭到阿拉伯和波斯的医生传下来的。我们受惠于阿拉伯文化，其保护了希腊和罗马医生的医学专业知识，后来阿拉伯学者予以发扬光大。Abu Ali Sina（980—1037 年），

在欧洲被称为 Avicenna，撰写了 150 多本著作，是他那个时代最著名的人物之一。这位波斯思想家是一位通才学者，除医学之外，他还探索了物理学、哲学、天文学、炼金术和音乐。他最有名的著作《卡农（卡农医学）》直到 17 世纪仍然是一部在欧洲最具影响力的医学教科书之一[138]。首先，来自西班牙和葡萄牙的犹太医生将阿拉伯医学传入中世纪的欧洲。后来，修道院医学影响了中世纪时中欧的医学领域。这种修道院医学认为帮助患者是一种神圣职责，有组织地应用体操或者运动在这种医学哲学中没有地位。只有 16~17 世纪的文艺复兴时才开始了运动对健康积极影响的重新评估。1569 年，意大利医生 Hieronymus（Geronimo）Mercurialis（1530—1606 年）发表了他的著作《体操艺术》，他在其中强调了体操在古代对保护健康的重要性。

瑞典诗人兼作家 Pehr Henrik Ling（1776—1839 年）被认为是瑞典体操的发明者和按摩疗法的先驱之一。Ling 周游欧洲并参加了一场海战；然而，他却患了风湿病并在年轻时就瘫痪了。他练习击剑带来了身体症状的改善，最终他完全康复了。1814 年，Ling 建立了斯德哥尔摩中央体操学院，直到他 1839 年去世他一直担任该学院院长。该学院后来被瑞典教育部监管。在学院，他开发了一整套精确定义的练习系统，作为需要按特别具体的顺序完成的体操训练程序的一部分。Ling 的"瑞典体操"影响了物理治疗很多年的历史[364]。

瑞典医生 Gustav Zander（1835—1920 年）在 1850 年以后以开发系统锻炼用物理治疗设备而闻名。他发明了医疗机械疗法，以高强度身体训练为基础，用医疗机械力量和动作帮助需要医疗体育的人们。他针对身体锻炼的机械力学方法随着 Zander 研究所的成立而成为现实，1870 年以后在全世界建立了多个研究所。德国以拥有将近 80 个 Zander 研究所而领先。到 1905 年，设备的范围扩大到包括由 Zander 设计和建造的 70 多台精密锻炼器械。他完全可以被称为健身馆和特许经营系统的支持者和发明者。他也是今天用设备进行治疗性锻炼的先驱者和开拓者。于 1901 年春天成立的，第一个经德国政府认证的物理治疗培训机构，就是 Zander 研究所；其主任 Johann Hermann Lubinus，一位来自 Kiel（基尔）的医生管理着这个医疗器械研究所。

瑞士医生 Joseph Clément Tissot 描述了脑卒中患者基于规范物理疗法的早期和及时的康复；然而，这种情况并没有持续下去。相反，Vienna 总医院 1888 年治疗指南推荐的脑卒中治疗方法收录了这段话，"脑卒中、脑出血……而且需要严格的卧床休息、液体营养。大约 2 个月之后，在瘫痪肢体治疗上用感应电治疗遗留的瘫痪。使用不同的热疗……确保定时排便以防止再次脑卒中"[225]。

瑞士医生 Heinrich S. Frenkel（1860—1931 年）是神经康复的先驱之一。他介绍了使用专门的器械治疗脊髓痨之共济失调的精确锻炼指导，并且相信只有将强化锻炼融入日常生活才能提高患者的活动能力，并使其快速恢复。例如，Frenkel 在检查一名患有脊髓痨的患者时，要求患者作指鼻试验。患者在测试中表现不佳；然而，几个月后，该患者又回来了并且在测试中表现很好。Frenkel 不明白其背后的原因。患者回应 Frenkel 的询问，声称他打算在第二次测试中表现好些，他集中练习了这个动作。"神经系统最重要的特征是其实践的能力。这种特征是基于以独特的方式再现印象的复制能力，或者总的来说重复并以同样的方式控制神经系统的状况。"Frenkel还指出，运动学习的机制不好理解，但是"各自的过程经常重复"。此外，"要学习一些新的活动，三个因素必须共同作用，即它的感知形象、注意力（它把图像置于意识的焦点）及活动顺序的重复。"在此，Frenkel描述了目前适用的运动学习概念和想象运动的可能性。

Frenkel也理解调整锻炼以适应患者操作水平的必要性，我们现在称之为"shaping"。Frenkel给患者的房间配备了各种专门的训练设备，通过特殊的治疗性运动，以提高患者的灵活性和活动能力。他的成功如此深远，以至于不久以后来自欧洲各地的患者和越来越多的医生都来拜访住在海登的Frenkel。F. Raymond，接替J. M. Charcot担任Salpêtrière医院医务人员的主任，派他的助手R. Hirschberg去了海登。Hirschberg对Frenkel的治疗方法印象深刻，他说服了Raymond，并在Salpêtrière医院建立了最初的神经科体疗厅[455]。1896年，Frenkel去了柏林并在Charité医院工作。

Otfrid Foerster（1873—1941年）花了两年时间在德国海登与Frenkel共事，深入研究了肌肉运动的神经病学。在20世纪初，对神经疾病的有效疗法几乎不存在。Foerster在1916—1936年，以手册的形式发表了他关于运动康复的观念，把它们称为"锻炼疗法（exercise therapy）"[125-126]。而且，他还制定了一个中枢性瘫痪的治疗指南[139]。

在20世纪早期，为创伤后患者的治疗设施建立起来了，就像为产伤和先天性畸形儿童建立的"残疾之家"那样。那时，慢性期患者并不被认为适合治疗，因此没有得到任何来自法定的健康保险的基金，主要依靠政府对贫困人口的援助[288]。1907年，骨科医生K. Biesalski呼吁建立一个公共的"残疾人照顾计划"，口号是"将慈善受助人变成纳税人"。

1909年，"德国残疾人照顾协会"成立，就是现在的"德国康复协会"前身。1906—1914年，在实业家Oskar和Helene Pintsch的经济支持下建成了"Oskar Helene之家"，以照顾患有骨科和神经科残疾的儿童和青少年。该机构被认为是德国第一家康复诊所[138]。"Oskar Helene之家"的儿童和青少年得到了医疗照护，在该机构的附属学校读书，并被提供机会在专门开发的研习会学习贸易。这种突出的康复结果促成了普鲁士立法机构在1920年一致通过《普鲁士残疾人关怀法案》，其中Biesalski扮演了推行这项立法的角色。这是第一次把享受医疗保健和职业发展的权利融合成为法律。直到1930年Biesalski去世前，他和Hans Schütz（1875—1958年）一起管理着位于柏林的"Oskar Helene 之家"，Hans Schütz 是一位颇有影响力的"残疾人教育"的支持者。1934 年该机构被置于希特勒党卫军的控制之下。从那以后，"Oskar Helene 之家"的高级医生辅助实施《防止后代遗传性疾病法》[288]。

第一次世界大战为神经康复提供了新的动力，为受伤的服役军人建立了专门的军事医院和康复设施。第一次世界大战中大批士兵（25 万~30 万）脑损伤，使佩戴专门的设备成为需要，其中之一就是推广钢盔。以 Kurt Goldstein（1878—1965 年）领导的法兰克福脑外伤学院在治疗和科学研究方面处于领先的地位。他与心理研究所所长 Adrémar Gelb（1887—1936 年）共同创作了许多关于脑外伤个体行为的出版物[138]。这些治疗脑外伤患者的军队医院将单纯的手术治疗与基于心理和职业的康复治疗进行了整合。

神经和心理治疗领域取得的进展在纳粹时期遭遇了重大挫折。在这个年代，许多神经疾病康复的研究方法被迫放弃，迫使一些杰出的神经学家移民。1942 年，领头的神经学家保证禁止心理学家在特殊的军队医院为脑损伤士兵工作[138]。第二次世界大战后神经康复的历史也是一个被迫移民的历史，很多学术带头专家包括 Goldstein、Gelb、Isserlin 和 Fröschel，都被迫离开了德国[138]。

Friedrich Schmieder（1911—1988 年）被认为是战后德国现代神经康复的先驱之一。1950 年 11 月，Schmieder 在盖林根（Gailingen）创办了莱茵堡（Rheinburg）城堡疗养院，最初为神经和精神疾病的私人患者配备了 20 张病床。康复的合法化在 1957 年才取得，1960 年，盖林根疗养院转变为一所专门的神经疾病中心。目前，施密德尔（Schmieder）中心包括在德国巴登－符腾堡州的六个神经病学中心和康复中心，涵盖了神经康复的所有阶段。

从一开始，Schmieder 就在他的中心里传播了大脑训练的理念。他觉得神经生理（身体的）和神经认知（心理的）症状的整体治疗，包括强化心理治疗，对最大限度改善和提高患者的生活质量和社会参与度是至关重要的。1956 年，他在给德国劳工部长的备忘录中阐明了他的神经和精神疾病整合治疗方法：

"治疗过程应该部分恢复或者锻炼身体和精神能力，但它可能还不一定能达到康复的焦点目标。我们的意思是说了解一个人残存能力和发展机会，重获希望和面对生活的勇气，确定一个人未来的社会和职业道路，特别是准备融入社会并承担一定的生命中的风险。"[359]

Schmieder 的五项原则完美吻合

了所有今天神经疾病治疗性锻炼的基本原理：

·终身学习者将取得更好的结果，换句话说，那些训练终生的人获得的效果也将持续更长的时间。

·写下来意味着能更好地记忆。

·训练包括锻炼和休息。

·运动帮助大脑表现得更好。

·训练大脑能调动大脑的潜能，换句话说，训练可以调动大脑潜能。

1.2 从健身到医学专业

19世纪后期，备受欢迎的美国杂耍通过舞台表演展示了肌肉和力量形成的吸引力。这些表演包括熟练的舞者、音乐家、演员、喜剧演员、魔术师、受过训练的动物和运动员。尤金·桑多（Eugene Sandow）（艺名），举重运动的倡导者之一，1867年生于德国柯尼希斯堡，原名为弗里德里希·威廉·米勒（Friedrich Wilhelm Müller）。从1896年起，他开始在美国进行各种不同的巡回表演，特别是表演强人特技，比如举起一匹马。作为一名天生的表演者，他很快在美国普及了举重运动，最终传播到美国各地。1901年，桑多利用他良好的外形在伦敦举行了第一次健美比赛。这场比赛被认为是乔·韦德（Joe Weider）在1965年将国际健美健身联合会（IFBB）引入国际奥林匹亚先生大赛的先行者。奥地利出生的阿诺德·施瓦辛格（Arnold Schwarzenegger）是20世纪60年代和70年代世界上最成功的健美运动员。随着施瓦辛格在好莱坞最初的成功，健美在欧洲经历了一个日益繁荣的历程，尤其是在1982年以后的这些年。

在健身馆进行力量训练的理念下，逐渐产生了采用科学的体育研究结果对肌肉骨骼疾病患者进行康复的想法。挪威物理治疗师，奥德瓦尔·霍尔登（Oddvar Holten）1962年在专业杂志《物理治疗师（Fysioterapeuten）》上发表了《地中海趋势（Medisinisk Treningsterapie）》的文章，重点关注医疗训练疗法。在训练运动员时，他发现如果他们的手法治疗与适当的主动锻炼（锻炼疗法）相结合，称之为"分级锻炼"，运动员的症状将表现出更大的、持续性进步。他的努力促使挪威卫生部早在1967年就承认了治疗性锻炼是一种正规的治疗方法。在随后的1983年，德国"雇主管理责任保险协会"引入了治疗性锻炼作为一种"特别认证疗法"。目前，治疗性锻炼是肌肉骨骼疾病的康复支柱（图1.1）。

心血管康复，尤其是心肌梗死发作后，在过去30年里也经历了模式转变。患有心肌梗死的患者必须采取特别的管理，他们自己参与专门的加强心脏系统的力量训练以预防将来心血管事件的发生。在这方面，治疗性锻炼已经成为心血管疾病患者康复不可或缺的一部分。鉴于这种原因，诸如功率车和其他耐力训练的设备是这些患者康复程序中的重要组成部分（图 1.2）。

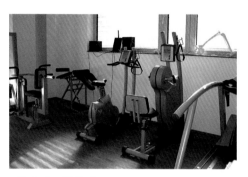

图 1.1　锻炼房

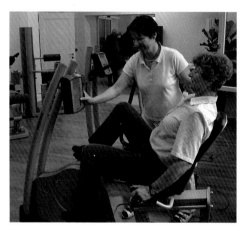

图 1.2　功率车训练

1.3　从骨科学到神经科学

神经功能缺损患者的运动学习与正常人没有什么不同，这意味着外科和骨科康复的训练原则同样适用于神经康复。在 20 世纪 90 年代初，Hesse 等[173]研究了带有体重支持系统的活动平板治疗对脑卒中后患者的作用，并证明了它的有效性（图 1.3）。

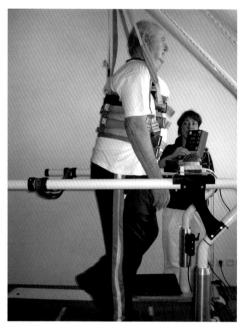

图 1.3　带体重支持系统的活动平板

近年来，许多神经疾病的训练取得了成效。然而，人们正在慢慢寻找把这些知识纳入日常神经康复中的途径。神经康复中的许多新发现都是基于对运动学习的理解。这些结果均来自训练的科学研究和体育运动研究。

例子包括：

· **反复锻炼**：反复锻炼可提高运动结果的质量和数量。

· **运动想象练习**：在体育运动方面和职业环境中的长时间运动想象练习尚未在神经康复中得到广泛接受。

许多其他用于运动员训练的运动学习原理也可以在神经康复中的新方法中找到相同或相似的形式。

未来情况和治疗师在神经康复方面的日常活动是不断变化的。神经康复新设备的引进是一个不可阻挡的过程。物理治疗师和作业治疗师必须迎接这一新的挑战，使这些职业群体的知识和经验继续为康复做出贡献。如果这两个职业群体不愿意面对这一挑战，他们最终会被训练有素的运动科学家取代。遗憾的是，科学治疗的研究结果被接受，并将其纳入住院机构的常规中需要相对较长的时间。通常，这些结果反映在门诊应用之前会有相当长的迟滞期。还有，医疗保健提供者需要更长的时间才能将这些结果纳入框架协议或将其纳入医疗保健服务的范畴。

自 19 世纪末以来，人们就已经知晓神经系统具有调整自身结构和功能的能力以应对新挑战。快速发展的高分辨率及不断提高的成像技术的使用为我们提供了详细的、强化的针对神经系统可塑性的理解。研究表明，运动皮层的功能重组源于中枢或周围神经系统的损伤（损伤诱导的可塑性），以及运动训练的结果（训练诱导的可塑性）[111,384]。穆德（Mulder）[277]称人类在这种情况下是"天生的适应者"。

2 运动与健康

"凡是每天不为自己的健康做点什么的人，总有一天将不得不为他的疾病花费更多的时间。"

——塞巴斯蒂安·克奈圃(Sebastian Kneipp)

2.1 运动的意义

"没有一种药物像运动那样既有很多称心的作用而又几乎无副作用。运动作为一种良药有一个很大的缺点！它必须由患者自己经过一番努力主动产生。"

——Paul Haber 根据 Mayr 等人的观点总结[257]。

一万多年来，人体一直在根据需求进行调整，以完成高难度的动作(图 2.1)。随着工业化的快速发展，人们的生活和工作条件已经从根本上得到了改变。然而，无论是人体新陈代谢还是肌肉组织在这期间都没有经历很大的变化。此外，在经济高度发达的社会，对大多数人来说，体力过度消耗是一个少见的问题。因此，久坐不动的生活方式和不适当的营养是这些工业化社会面临的最大问题之一。结果众所周知，出现了众多包括高血压、糖尿病、动脉硬化、脑卒中、抑郁、肥胖、癌症和腰背部问题(图 2.2)。

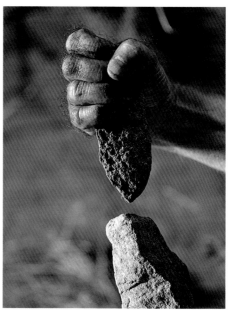

图 2.1　石器时代的穴居人

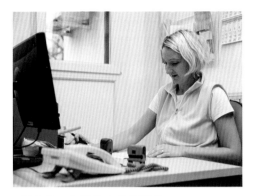

图 2.2 久坐的办公室工作

我们不能拒绝或逆转进化进程。几千年来，人类依赖于打猎、劳作或行走来获取食物和生计，这意味着人类倾向于整天都在不停地移动中。例如，石器时代穴居人的活动半径大约为 40km。奇妙的是尽管参与了积极的体力活动，但人体的生物学自石器时代以来就没有发生太大变化。然而，随着工业化进程的推进，人们的体力劳动量稳步下降，导致了久坐不动的生活方式(图 2.3)。

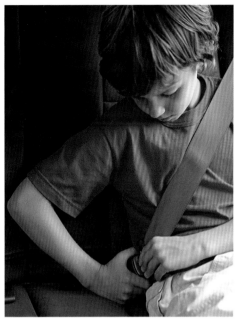

图 2.3 轿车乘坐者

现代化和城市化给人类社会带来了鼓励减少体力劳动的无数设施。缺乏体力活动和运动从人生的早期阶段就开始了，例如，学龄期儿童就不再步行去学校了。Cooper 等[67]证明步行上学的孩子与乘小汽车上学的孩子相比，身体更活跃和健康，甚至持续到放学后数小时(图 2.4)。

注　意

由于目前缺乏积极活动的生活方式，主要是工业化发展的结果，人们通常很难参与需要强健身体的体力活动；如果有运动的话，也是轻柔或中度的运动。这已经导致了与活动减少相关的现代文明中常见的疾病，如肥胖和心血管疾病，这些都需要通过参与充分运动的活动就能够在很大程度上避免。

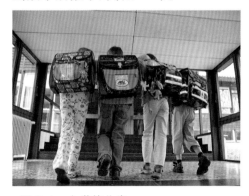

图 2.4 上学的儿童

儿童和青少年每天是否进行体育活动这一问题已经在过去几年经历了实质性变化，也是数十年来 Bös 的主要研究内容[43]。Bös 选取了 1965—2002 年的国际化研究，并比较了四个年龄组的五项测试任务结果，按性别划分为四个研究组（1976 年之前、1976—1985 年、1986—1995 年、1996 年以后）。结果表明，测量结果在五项测试任务中有四项恶化（图 2.5）[43]。低体力活动水平的人，在血液中可检测到的炎症因子水平，尤其是白介素 – 6（IL-6）和肿瘤坏死因子 – α（TNF-α），明显低于体育活动多的个体。这些免疫系统激活分子不断地由扩大的脂肪细胞分泌，并促成了现代文明疾病的发展和进展。

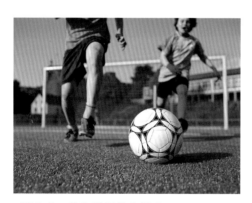

图 2.5　儿童进行体育活动

到现在为止，还没有完全解释清楚为什么体育活动对这些细胞因子有积极的影响。例如，血液中 IL-6 水平在体育活动后升高了多达 100 倍。然

而 IL-6，像 TNF-α 和白介素 – 1（IL-1）那样，是免疫细胞在炎症期分泌的第一信使 α 物质。它反过来又激活了整个级联的其他炎症分子，这些因子都可在血液中检测到。

在正常生理情况下，炎性物质不会在血液中循环（图 2.6）。这些炎性物质正常情况下通过机体分泌以对抗病原体、去除受损组织，或刺激愈合过程。然而，身体不活动的个体或老年人，血液中这些炎性物质的水平长期处于高水平。身体因此持续处于低度炎症的防御状态。相反，在身体活动多的个体血液中这些炎性物质则少得多。可以说，一个人越健康，其血液循环中的信使分子就越少。

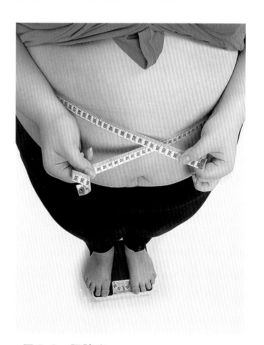

图 2.6　肥胖症

研究报道显示：在体育活动中，肌肉组织会分泌被称为肌动蛋白的化学物质[298]。在不同的体育活动中，骨骼肌将产生近400种化学物质；然而，只有大约十几种的作用方式被人们所了解。考虑到肌肉组织是身体最大器官之一的事实，不应该低估了这些肌动蛋白的作用。这些化学物质具有最复杂的作用方式。例如，现在尚未完全理解为什么分泌的IL-6在体育运动人群的血液中浓度会增加到100倍，其应该对人体的防御状态有一个镇静作用。Pedersen进一步发展了这一理论，他认为在体育活动中，IL-6水平急剧上升，而TNF水平则是下降的。Handschin[162]则认为IL-6的快速分泌会触发机体的即时反应，最终导致白介素–10（IL-10）的分泌，后者继而会减弱防御性免疫反应的作用。

动蛋白除了影响血液中的炎症物质外，似乎在人体中还有多种功能，这些功能包括调节脂肪的代谢、影响血管和辅助肝脏的功能。也有人认为肌动蛋白对大脑有影响，并有助于预防痴呆症[298]。

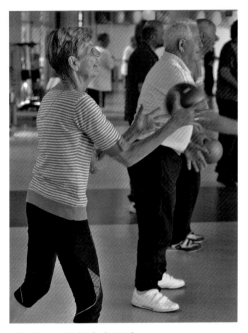

图2.7　老年人在运动

注　意

为了得益于体育和运动中获得的积极作用，什么时候开始体育活动都不迟。训练的有效性已经被科学研究证明，即使对于90岁的老人和慢性病患者也是如此（图2.7）[456]。

对这些假设的解释支持这一观念，即对于慢性炎症比如类风湿关节炎患者，都应该积极参加体育运动以正面影响他们的体质。然而，这些肌

德国卫生部2005年发布的一份报告研究了在日常工作中选择的几种职业群体所走的步数。研究发现一些工作人员没有达到推荐的每日步行数。该研究结果显示，参与者平均走3000步（约2.4km）；然而，最佳的运动量是每天走大约10 000步，这意味着一个人每天应该走大约8km。因此，要实现这一目标，对每个人的基本建议是在他们的日常生活活动中

增加运动。只要有可能，走路比开车好，爬楼梯比乘电梯好（图 2.8）。此外，每个人都可以使用计步器确定他们的步数。

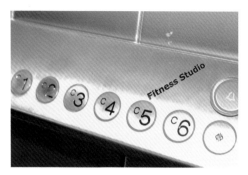

图 2.8　乘电梯到健身房

各种研究都推荐体力活动，这样人们就可以从积极的效应中受益[165,290,294]。每周 5d 每天 30min（每周 150min）的中度活动被认为是最低限度。然而，另一项研究甚至表明每天 15min 的活动都会对健康有积极的影响[427]。

各种流行病学研究表明，身体健康而不锻炼的成年人，如果某些肌肉运动模式不再常规运用，就必须预见到其运动能力的降低及继之而来的疾病风险增加（图 2.9）。

注　意
如果每天每一块肌肉不能至少收缩一次，至少达到最大肌力的 30%，每天不能运用心血管系统至少达到最大容量的 50% 超过 5min，将导致功能下降，发病风险增加[198]。

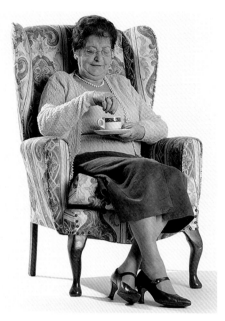

图 2.9　总不活动就意味着退化

体育活动和运动的积极效应已经被清楚地证明。最重要的观点包括：

· 体育和充分的运动可减轻体重。

· 胆固醇水平降低或正常化。

· 降低骨质疏松症的风险。

· 收缩压和舒张压值会降低。

· 胰岛素水平降低，血糖水平正常化。

· 癌症风险降低。

· 进展为动脉硬化的可能性降低。

· 患抑郁症的风险降低（图 2.10）。

这些重要的积极作用自然也适用于神经功能缺损的患者。神经疾病患者由于他们的神经症状，其行动能力通常受限。因此，指导和鼓励其运动锻炼非常重要，这样患者就可以从这些活动的积极效应中受益。

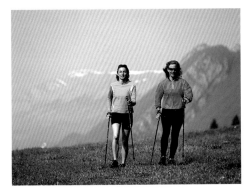

图 2.10 规律的休闲体育活动有益于健康

体育和运动还为这些患者提供了和一群志同道合者在一起进行社交互动的大好机会（图 2.11）。因此，应该为所有患者特别是神经疾病患者提供指导，并鼓励其在日常的生活中多活动并参加体育活动。拥有神经病学治疗经验的训练有素的治疗师必须能作为教练和不同机构中患者的联系人，例如体育俱乐部、健身房和治疗性锻炼机构。这样，这些患者就可以根据他们的需求和能力进行运动。

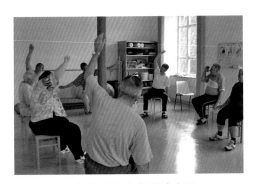

图 2.11 帕金森病患者活动小组

早在 1875 年，内科医生 Oertel 就为患有各种心脏病的患者提供了运动训练（地形疗法，Terrain therapy）（图 2.12）[185]。与当时占主导地位的医学共识相反，当时的共识是建议卧床休息和采用被动治疗方法。而 Oertel 给他的患者开的处方是体操锻炼，并建议他们去徒步活动。他的建议在这方面非常成功。然而，这些成果被遗忘了。直到第二次世界大战之后，人们才对这些活动重新感兴趣。

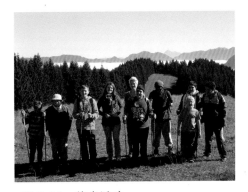

图 2.12 徒步活动

注 意

神经系统疾病和体育活动并不相互排斥。参与体育活动对神经疾病患者也发挥着治疗作用（图 2.13）。

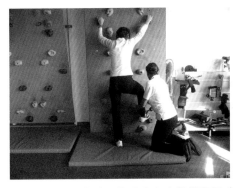

图 2.13 多发性硬化症患者在做攀爬活动

13

如今，体育活动和身体训练被认为是许多患者进行康复的标准。甚至对神经疾病患者来说，体育运动也不再被视为禁忌。目前都建议患者能保持规律性运动。给特别严重的患者推荐哪项运动自然是一个问题，必须根据个体的具体情况来决定。

3 训练的主要作用

> "美好的东西总是恰到好处的。多一分则太长，少一分则太短。"
>
> ——德谟克利特（Democritus）

3.1 基本运动技能

训练是人们生活中不可或缺的一部分，包括使身体适应体力活动。每一次任何一个动作都在训练着相应的肌肉。体育研究人员已经研究了健康个体和运动员的训练效果很多年，并已经发表了大量的科学研究结果。缺乏活动将导致健康肌肉组织的肌力和耐力迅速丧失，继而导致肌纤维萎缩，同时发生线粒体功能紊乱伴氧化酶活性降低。这就是所谓的功能失用综合征（deconditioning syndrome）。功能失用综合征尤其易发生在创伤后和术后的状况或慢性疾病中。

身体功能降低将导致运动耐力下降，导致即使轻微的用力也容易产生疲劳症状。这意味着患者要避免用力，但反过来又会加剧功能失用综合征，从而造成恶性循环。这一恶性循环必须被打破。

没有一种药物能替代训练来提高身体功能，训练的目标是改善或恢复身体功能，这被称为再适应（reconditioning）。

缺乏活动会导致健康人体和患者身体功能整体下降。许多患者由于各种原因表现出活动减少。这意味着训练将非常重要，特别是对于患有慢性疾病的患者更应如此。除此之外，许多神经疾病患者仍然被指导进行放松。然而，这适得其反，因为它加剧了功能失用综合征。

训练是通过用力的身体活动，以提高或保持活动水平，达到量化目标的活动。在康复机构中，这个目标是为了消除功能缺陷并改善身体功能。因此，训练可以在总体上提高一个人的身体功能，以及调节他/她的神经肌肉协调性。训练也可用于学习运动的顺序并逐步使其优化。

基本的运动技能包括:

- 肌力
- 耐力
- 速度
- 动作协调性
- 平衡
- 活动能力

3.2 肌 力

"肌力"这个术语涉及不同的技能。这些不同的技能可以分别考虑。然而,应该清楚地了解这些技能在日常生活中从来不是孤立地出现(图 3.1)。

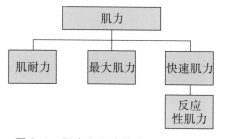

图 3.1 肌力和肌力技能

肌力是用医学研究委员会(MRC)量表来测量的(参见 P48 表 5.4)。

MRC 量表检测肌力:

0 没有肌肉活动,完全瘫痪。

1 可见和(或)可触知的收缩无运动。

2 当不对抗重力时可以活动。

3 运动可勉强对抗重力。

4 运动能对抵抗轻微阻力。

5 正常肌力。

> **定 义**
>
> 肌力被定义为神经肌肉系统通过收缩进行向心、离心,或者静态运动的能力。这是由于神经支配和代谢过程的作用而发生。

肌力训练涉及给肌肉施加一个机械负荷。这样可以增加肌原纤维蛋白,而线粒体和毛细管基本保持不变[188]。快速的神经肌肉适应发生在肌力训练的开始;神经活动增加,运动单元同步得到改善。大量运动单元的激活伴随着同时减弱拮抗肌的协同作用引起肌力的快速提高。当肌力训练持续数周甚至几个月后,肌肉容积才能增加[134]。

3.2.1 神经康复中的肌力训练

肌力训练对神经康复至关重要;然而,它却几乎与健身完全不同。其目的不是增加肌肉容积,而是为了提高整体力量,以便进行正常的日常功能和活动。这种观念将引起神经康复模式的转变。

过去许多传统物理疗法的观念都明确反对肌力训练,当前仍然有些人这样做。这种认识反映了一些保守思想,例如,肌力训练可能加剧痉挛或想当然地认为该功能已经存在,但患者还没能利用到它。批评者因此得出结论认为,神经疾病的肌力训练其实是不必要的,甚至可能对患者有害。

许多治疗师都持有这种观点，即一名神经疾病患者感觉不到运动，也就无法完成这个运动，从而认为感觉训练远比肌力训练更有用和有效。

可以肯定的是，肌力或者肌力丧失的问题在神经康复中被严重忽略了。这种影响在当前仍然可以感觉到，因为这些观点经常在未经思考的情况下进一步传播。遗憾的是，在某些物理治疗师学校，培训物理治疗师时仍然如此。

甚至德国神经康复学会（DGNR）的指南[312]提及肌力训练在治疗手臂中的重要性时仅作为 B 级推荐。B 级推荐意味着推荐是建议性的，但不是强制性的，但这种分级是基于精心设计的临床研究而不是随机研究。

在神经康复中训练肌肉耐力和力量至关重要。神经疾病患者肌力训练重要焦点的例子包括肩胛带近端力量不足，导致手臂提升困难，膝伸肌的力量不足导致功能性伸膝困难。埃克霍夫（Eickhof）在 2001 年发表了一项研究，在研究中她把治疗集中在患者上肢瘫痪的问题上（参见第 4 章）[108]。

股四头肌是执行下肢功能的一个重要肌群，尤其是在步行时。股四头肌无力常导致膝过伸（生理词汇）[306]。因为这条腿不能在功能性伸位支撑全部身体的重量，身体通过在过伸位锁住膝关节来代偿。这为患者在一条腿的站立期提供了一种支持

全部体重的策略。然而，体重 80kg 的患者必须能够用一条腿向心性和离心性地移动他的体重至少数次。

人们通常认为，神经疾病患者的股四头肌是相当强壮的。然而，测试不是以 80kg 体重进行的，而是以要轻得多的体重，采用容易的体位比如用两条腿测试的。各种步态分析还发现患者行走中股四头肌的活动很少。必须指出，这些分析是健康个体以每分钟大约 120 步的正常行走速度进行的。然而，神经疾病患者的行走速度明显少于每分钟 120 步。以低于每分钟 80 步的速度缓慢流畅、对称交替的步态行走几乎是不可能的[216]。一旦步速降到每分钟 120 步以下，步行变得效率更低，并需要更多的力量保持平衡。

髋屈肌提供了一个很好的范例，确定了以小于每分钟 120 步的步行速度需要多大的力量。正常速度行走几乎不需要髋关节屈肌做任何活动，但以更慢的速度步行则需要髋屈肌发出足够的力量以主动迈腿，这个力量经测量约为 10kg。多发性硬化症患者在神经康复中经常遇到这个问题，他们经常在步态周期的摆动期面临向前迈步的困难。发现多发性硬化症患者常常有髋屈肌和足背屈肌无力。这意味着即使是轻微的足背屈肌和髋屈肌无力就可以产生很严重的影响，并导致更大的功能问题。

神经疾病患者下肢肌肉无力的其

他例子包括足背屈肌和足跖屈肌。神经康复患者的这两组肌群经常受影响。只要使用了合适的足部矫形器，步态就会立即有所改进，而且效果十分明显。神经病学矫形器设计的关键标准是它们必须以最小的自身重量发挥最大的效果。因此，在神经病学中这不仅对训练最大肌力很重要，对训练肌肉耐力更为重要。

神经康复最常见的目标是改善步态，要实现这个目标，不仅需要训练肌力，而且还需要训练肌肉耐力。神经疾病患者在爬楼梯或疲劳时，更明显地表现出对膝关节控制的丧失。这是因为爬楼梯需要两倍于在平整地面上步行的肌肉力量[287]。要防止膝过伸，还取决于肌力和肌肉耐力这两个因素。

3.3 耐 力

> **定 义**
>
> 耐力是尽可能长时间地执行运动动作的能力，延迟因疲劳而丧失的执行力，且随后能够迅速恢复。

在训练中，耐力的各个方面可能视个人预期而有所不同。娱乐性体育活动，尤其是训练神经疾病患者，训练全身耐力的目标是要确保促进并维持健康。

> **注 意**
>
> 耐力训练是在一个恒定的、必须低于无氧阈值的强度水平下执行的训练。

持续的方法包括恒定水平的强度或速度，通常用于耐力训练。锻炼的持续时间应该在 20 ~ 30min。如果患者不能进行持续的锻炼，则训练使用间歇法，由高强度锻炼加上较短休息时间的短间歇组成。在神经疾病患者的康复治疗中，由训练心率决定运动强度，这可以使用 Karvonen 公式计算（参见第 6 章）：低负荷阈值 =（220 - 年龄 - 静止时脉搏数）× 0.4 + 静止时脉搏数；高负载阈值 =（220 - 年龄 - 静止时脉搏数）× 0.85 + 静止时脉搏数[263]。训练耐力的主要效果取决于训练的持续时间而不是训练的强度。在体育运动中，这种训练用于提高基础耐力，这也是神经疾病患者的自然目标。

3.3.1 神经康复中的耐力训练

许多神经疾病患者因年龄或残疾（帕金森病、脑卒中）还患有心血管疾病，这些问题常导致耐力问题。

如前所述，耐力的测定对于行走起着重要的作用。从心血管耐力方面讲，神经病学患者如果没有一定的最低限度的耐力将不能走出家门。缺乏耐力的患者参与社会的机会受到限制。神经疾病患者因为他们的身体缺陷，通常不能走与健康个体相同的距离。结果，他们的心血管系统在日常生活中没有得到充分锻炼。这又会引起耐力降低，导致恶性循环。重要的是不要把耐力和肌肉耐力混为一谈。对能够行走和主动参加体育运动的年轻多发性硬化症患者而言，耐力训练并不是那么重要。

3.4 速 度

> **定 义**
>
> 速度是指大脑产生一个快速运动反应的运动能力。

需要功能性肌肉组织（肌力）和神经肌肉协调以使动作（例如，保护性迈步或平衡反应）快速执行。

3.4.1 神经康复中的速度训练

速度对日常活动的各个方面都很重要，尤其是在步态中起着至关重要的作用。一名神经疾病患者以每小时1.0km的速度行走比以正常速度行走时需要更多的耐力和时间来达到他/她的目的地。但即使这样，患者也想尽可能快和容易地到达这一目的地。结果，这些患者由于缺乏足够的力量和耐力转而使用轮椅；他们的环境通常为他们提供了充足的时间。户外步行最重要的因素除了耐力就是速度。因此，作为以任务为导向的训练，建议步态训练也应该以提高速度为目标。这可以在活动平板上或通过测量时间有效地实现。

> **注 意**
>
> 在平衡反应中也需要速度，以便快速地完成保护性迈步或保护性反应。从这个意义上来说，帕金森病患者的姿势不稳定实际上反映了运动速度不足。

同样的原则也适用于上肢。能够更快地完成动作的患者能更好地完成运动，但实际上在训练早期它可能并不会出现。鉴于这个原因，练习活动，比如开瓶子、吃一勺豆子，或者拧开瓶盖子，不应该只是经常重复，也应该计时。这意味着计算特定时间段（3min）的重复次数，可以鼓励患者更快地完成任务。常见的缺点是注重数量而以牺牲质量为代价。然而，事实并非如此，正如运动学习研究结果所证明的，更快地完成任务只能通过提高运动功能的质量而达到。

3.5 活动能力

> **定 义**
>
> 活动能力或灵活性包括两个部分：关节的活动能力（活动范围）和关节周围结构（肌肉、肌腱和关节囊）的柔韧性。

3.5.1 神经康复中促进柔韧性和关节的活动能力

张力的增加对肌肉组织的柔韧性起决定性作用。文献中包含的关于痉挛病理生理学的资料是相互矛盾的。可以肯定的是，肌肉纺锤体反射（γ受体反射）发挥着重要的作用。γ受体反应意味着肌梭内的激活或去活，它可测量一些因素，比如肌肉组织的长度和改变，导致在脊髓水平引起张力增加或痉挛。然而，研究还表明上运动神经元病变可引起肌肉－肌腱的内在变化[89,191,284]，因此充分的治疗就包括了拉伸。在神经张力的感觉方面，进行拉伸是可取的。这意味着不仅仅要拉伸肌肉，还要松动神经。

举例：腿

拉伸下肢的例子：拉伸腘绳肌，包括小腿（图3.2和图3.3）。

患者仰卧在较宽的治疗床上（或者在床上或出诊时在患者家里的地板上）。治疗师站在要拉伸的下肢旁边。通过屈髋，最大限度地预先拉伸大腿的后部肌肉。使患者的足背屈，治疗师在保持髋关节屈曲的同时使患者伸膝。由患者来确定活动的极限，治疗师必须始终遵守这一限制。当另一条腿被拉成屈髋时，治疗师可以用患者的足来固定腿，保持腿在伸位，但如果触发了突然的痉挛，必须立即松开腿（图3.4）。

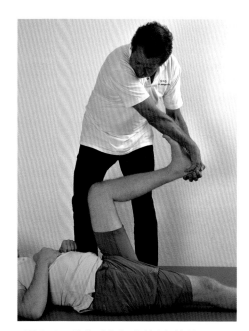

图3.2 拉伸后部肌肉链（起始位）

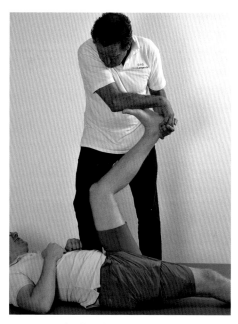

图3.3 拉伸后部肌肉链（终末位）

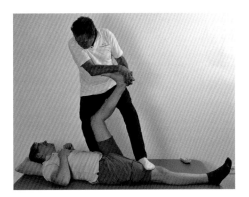

图 3.4 监视患者的逃避机制

举例：手臂

拉伸上肢的例子：拉伸肘和手腕至伸位；使手指伸，像 Elvey 上肢张力测试那样（图 3.5 和图 3.6）[50]。

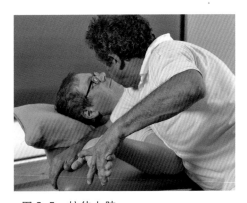

图 3.5 拉伸上肢

测试中描述的是右臂。患者仰卧在治疗床上，稍微靠近右侧一点。患者的头可以放在枕头上。治疗师面向患者双腿分开站立。治疗师用自己的左手抓住患者的右手。患者的上臂可以放在治疗师的大腿上。治疗师用右手防止患者抬高肩膀。患者的手臂被

外展大约 110°。如果患者的手臂放在治疗师的大腿上，治疗师可以通过迈一步将患者的手臂外展，活动患者的前臂，使其旋后，手腕和手指伸直，肩被外旋。患者保持在这个位置，肘保持伸直，现在可以进行松动。患者的逃避运动可能包括伸颈椎、侧屈向右侧或向左旋转[50]。

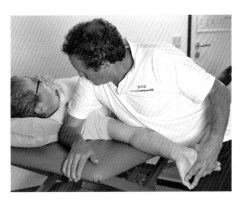

图 3.6 拉伸肘和腕至伸位。手指可以像 Elvey 上肢张力试验那样背伸

3.6 协 调

定 义

协调被描述为能够快速、准确，以及在不同的条件下完成不同运动顺序的能力。

为什么我们能闭着眼睛用手指触摸鼻子？为什么我们能在黑暗中走路而不会跌倒？这些特殊的运动需要感觉运动过程。任何运动自然地需要初始肌肉的活动，接受来自不同感受器

的刺激使得连续的运动成为可能，并能优化运动。由于其复杂性，协调性是最难以测定的最基本的运动技能。

3.6.1 神经康复中的协调性训练

所有神经疾病患者都有某种程度上的协调问题。检查结果对于训练有协调方面问题的患者十分重要，以便了解协调问题可能会发生在何处。

3.7 平 衡

定 义
平衡被描述为力作用于身体上相互抵消的状态。平衡可以是静态的，也可以是动态的。

3.7.1 神经康复中的平衡训练

目前尚没有统一的术语来描述提高姿势控制的锻炼。一些学者喜欢使用"平衡训练"[27,168,396]；另一些学者喜欢使用"感觉运动训练"[17,153] "神经肌肉训练"[295]或"本体感觉训练"这些术语。

平衡是神经康复中的一个重要主题，因为神经疾病经常会导致平衡受损。平衡受损根据受影响的结构和所患疾病可能有多种原因。平衡受损的影响总是包括跌倒风险增加和行走能力降低。一个人要想保持平衡，就必须有一个能够察觉到作用于身体的力，并能激活肌肉、启动运动程序来代偿意外作用力的系统。感觉运动系统就是这样一个系统[337-338]。检查结果对平衡训练的成功至关重要，因为检查有助于找出导致平衡障碍的结构。保持平衡的能力与活动相关，并且可以在任何年龄段进行训练[150]。

在治疗性锻炼中，所有这些基本的运动技能都是以精准的方式训练的，以便使患者获得最佳的效果。

在正常生理条件下，各种基本运动技能密切地相辅相成。所有的技能都应该得到最佳的发展和训练，以便获得最佳结果。

神经功能缺损会影响训练结果。甚至训练疗法也无法逆转障碍或损伤的事实。神经疾病患者只能达到由他们的障碍和严重程度确定范围内的训练效果。尽管如此，一项设计合理的训练计划可以训练所有的基本运动技能并提高运动结果。

4　神经康复

"天才！37 年来，我每天练习 14 个小时，现在他们称我是一个天才！"

——西班牙小提琴家 P. 萨拉塞特（P. Sarasate，1848—1908）

4.1　皮质的重组

神经疾病患者康复的目标是，在残疾限制的情况下最大限度地恢复独立。至少在中枢神经系统（CNS）受损后常常可以看到有部分运动、认知和（或）知觉缺陷的自发性改善。这意味着中枢神经系统能够以某种方式代偿这种损害。

越来越多的研究已经大大提高了人们对神经元重组的认识，作为对这些新发现的回应，神经康复也发生了巨大的变化。中枢神经系统重组神经元结构的能力使它具有重新学习的能力，并通过重组皮质和皮质下网络的方式代偿脑损伤。研究表明，运动皮质的功能重组源于中枢神经系统或外周神经系统的损伤（损伤诱导的可塑性）及运动训练的结果（训练诱导的可塑性）[111,384]。训练诱导的可塑性也可以理解为一种与使用相关的可塑性。脑损伤后，损伤诱导的可塑性和训练诱导的可塑性两者都发挥作用，并且相辅相成。同一动作的简单重复不仅仅是运动学习的需要，从"熟能生巧"或"不用则废"的意义上来讲，也是大脑皮层进行重组的需要[235]。

可塑性可以被认为是中枢神经系统在结构和功能上适应变化的需要[45]。这意味着作为最高控制器官的中枢神经系统和外周神经系统的分级结构的旧观念已经站不住脚了。我们现在知道中枢神经系统和外周神经系统不断地相互作用，并通过反馈进行调整以适应各自的新情况。"形式的变化是对功能变化的响应。功能的变化是对形式变化的反应。"[205]

随着世界卫生组织（WHO）2001年对国际功能、残疾和健康分类（ICF）的推行，神经康复的目标已经发生了改变。ICF 取代了早期的国际残损、残疾和残障分类（ICIDH）。纯粹的生物医学模式已经被一个生物 - 心理 - 社会模式（2005 年）所取代，因此神经康复的重点转移到了社会活动的参与之中（图 4.1）[137]。在过去几年里，这已经带来了神经疾病患者康复模式的转变。

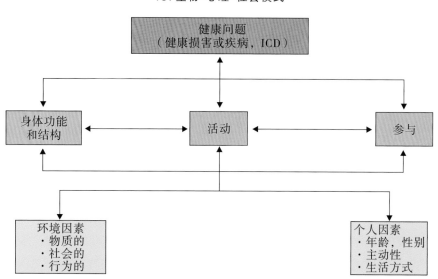

ICF生物–心理–社会模式

图 4.1 国际功能、残疾和健康分类（ICF）2005

注　意

　　经典的治疗方法，例如 Bobath、Vojta、本体感觉神经肌肉促进技术（PNF）等，正在为更新颖的循证治疗观念铺平道路；以前不被认同的观念，目前正成为一个新兴的领域[187]。

科学研究表明，这些新的方法和治疗观念已经成功地在神经疾病患者身上产生了一定的效果。基础实验研究和随机研究对康复观念和方法的发展和评估至关重要[89]。这些有效的表现受到自然科学明确的规则制约。

证据分级制度的应用，使证据的分级得到了明确（图 4.2）。

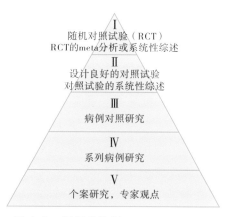

图 4.2 证据的等级

然而，这并不意味着"老"疗法不能再继续使用，因为很少有具备说服力的、能证明这些"传统"方法功效的研究。如果传统疗法能够融合运动学习的新发现，这些治疗技术和观念将仍可保留其在神经康复中的有效性。尽管如此，应该指出的是很难科学地证明治疗性方法在物理治疗中的有效性，因为治疗研究很容易引起争议。

Heidi Höppner 是基尔（Kiel）大学物理治疗系的第一位女教授，她在奥地利物理学会上说道："纯粹的科学标准是否符合物理疗法的本质是值得怀疑的。"该陈述要表达的是进行物理疗法的研究在方法学上要不被质疑有多困难。

在开放的观念如 Bobath 观念中，获取证据是非常困难的，因为治疗师的个人特点是影响患者反应的决定性因素之一。循证医学研究没有考虑和重视治疗师和患者之间的那些相互影响。尽管如此，中枢神经系统疾病患者的康复将来必须遵循运动学习过程的原则。仅仅简单地使用运动学习的术语表达现在的观念，而同时继续遵循 30 年前的原则是不够的。

学习是获取新经验和技能的过程。学习有两种基本形式，即显性学习和隐性学习。学习的动作技巧主要涉及隐性成分；显性成分仅仅是次要部分。重新学习的动作被理解为一种实操性学习过程，在这个过程中，神

经康复患者必须在治疗师最少的帮助下独自操作。在神经康复中，治疗师的主要任务是指导患者进行各种形式的训练，以提供充足的独立训练机会（图 4.3）。最近的研究表明，患者影响锻炼顺序的能力对运动技能的获取有积极的作用[443]。

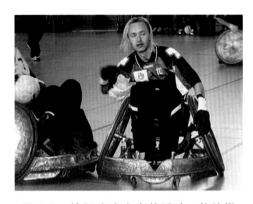

图 4.3　神经疾病患者的活动：轮椅橄榄球

> **注　意**
>
> 　　有证据表明，个体治疗不一定总是最佳的，两人一组，甚至更多人一组的治疗可以更有效。这是因为小组练习的患者可以通过观察其他患者而受益，并且能更舒适地复制其他患者的运动策略。

社会效应在这样的小组中也可以观察到，在他们中间，患者有更强的主动性和竞争力。两人一组或小组治疗的成本－效益比也比个体治疗更好。这些效应只是在对神经疾病患者的少数研究中得到证实，但其他组别

的患者数据也非常可靠[433]。

4.1.1 运动康复的主要目标

在 ICF 框架中，主要目标是促进独立性和个人的活动能力，保持和改善社会参与（家庭、社会环境、工作），提高生活质量，改善和（或）消除症状和残疾，降低神经康复的照顾强度。

总的来说，这涉及从被动或指导性的治疗形式向主动锻炼治疗形式的转变。最近对运动康复的研究表明：这些治疗性的方法和技术，其观念包括高强度训练和主动的、以任务为导向的运动训练，优于传统的治疗方法。这意味着卧床的患者下床进行活动，在轮椅上活动的患者重新开始学习步行(图 4.4)，能步行的患者学习以更大的速度和信心甚至在日常生活的状况下行走。关键不是患者掌握了一项任务，而是他们能经常独立地重复这项任务。

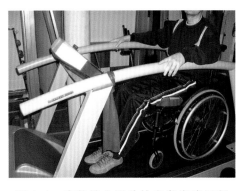

图 4.4 在轮椅上活动的患者应该重新学习步行

在制订治疗计划时，重要的是要注意将治疗向患者的日常生活转移。很明显，这种转移不会自动发生，这意味着治疗师必须有意识地注意到这个转移问题，以便治疗师能够批判性地检查治疗的内容[247]。在检查自己的治疗内容时，治疗师应该遵循 Skaggs-Robinson 曲线并谨记运动学习总是具体的。因此，训练本身必须是具体和与任务相关的（图 4.5）[190]。Huber 解释了在日常生活中训练的重要性。他还阐述，成功转移的决定性因素包括运动顺序的相似性和潜在的神经元过程。

Skaggs-Robinson 曲线说明了两个完全不同的任务分级之间不存在相互作用的公认理论。当锻炼顺序与目标运动相同的时候，转移最为有效。如果情况处于两端之间，并且锻炼与目标动作稍微相似，令人惊奇的是消极的相互作用就会发生。患者的运动系统无法做出反应，并试图将不合适的运动成分应用于新的任务状况。Huber 以儿童学习骑自行车为例阐明了这些转移的情境。以前练习过脚踏滑板车的儿童在学习骑自行车时，通常比那些开始用带辅助轮的自行车练习骑车的儿童快和容易得多。这是因为在踏板车上，孩子们能够获得他们骑自行车需要的平衡。而另一方面，辅助轮妨碍了而不是促进了骑自行车的许多典型动作。例如，由于内侧辅助

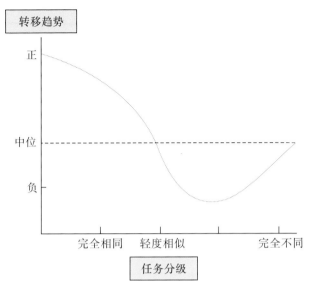

图 4.5 转移问题：治疗台行走

轮的阻碍，就不可能使自行车倾斜走成曲线[190]。

将此付诸实践，意味着治疗应该把注意力集中在日常生活中，就像运动学习过程中健康个体和神经功能缺损的患者一样[246]。这意味着体育运动中学习动作所用的相同模式完全可以应用于神经康复。

注意

运动学习成功的关键因素包括：

- 个人参与的主动性
- 重复的次数
- 对日常生活情况的适应性
- 治疗的情景有利于学习
- 持续增加需求
- 与各自成功有关的反馈频率和类型

这些运动学习的一般性原则来源于体育运动和训练研究，并且已经被科学证明很多年了。这些功能性以目标为导向锻炼的基本原则，已经被 Carr 和 Shepherd 于 1987 年出版的"运动再学习方案（motor relearning program）"引入神经康复。

4.1.2 神经康复中的现代方法和观念

强制性运动疗法

首先要说到的是强制性运动疗法（constraint-induced movement therapy, CIMT）[395,439]。"强迫性使用（forced use）"是一种主要用于治疗偏瘫患者手臂障碍的治疗观念。该疗法尝试逆转手或臂的"习得性失用（learned nonuse）"，甚至可以预防它发生。最

27

初这种强迫使用疗法在 1981 年由 Ostendorf 和 Wolf 证明了其有效性[129]。其包括在两周内每天制动未受累的肢体几个小时。除了制动外，Taub 等[394] 和 Miltner 等[269] 进行了受累侧手臂相关的功能性动作的反复训练。作者称这个过程为"强制性运动疗法"[129]。在使用这种方法中，患者在日常生活活动中被"强迫"使用偏瘫手或手臂活动。这是通过使用前臂夹板或手套而取消或阻止使用正常手达到的。

这个观念的出发点是通过强化刺激大脑的修复过程（神经可塑性）能够达到偏瘫患者受累侧手臂功能更快、更持久的改善。强迫使用受累侧手臂可防止发生习得性失用。强制性运动疗法的原理符合现代运动学习的理论。强制性运动疗法的有效组成部分包括强化反复锻炼、在日常生活场景中以任务为导向的锻炼，以及对患者现时操作水平持续不断的调整（shaping）。

通过他们的工作小组，Wolf 和 Taub 展示了这种治疗性方法在脑卒中患者手臂功能康复方面的效果。在为期两周每天 6h 的治疗后，这种改善在治疗后甚至持续了 24 个月。然而，这项研究选取的是高度选择的一组患者，对他们有非常具体和严格的要求。实际上不知道有多少慢性脑卒中患者能满足这些要求。鉴于这个原

因，近年来进行了一些研究以确定强制性运动疗法可以修改的程度，以适应德国临床康复实践的观念[89]。

Dettmers 等[84] 将每天反复锻炼的强度减少到 3h，而把康复时间增加到 4 周或更长时间。用这种策略也取得了良好的康复效果。Dromerick[98] 已经证明了强制性运动疗法在脑卒中后的急性期和亚急性期中的积极作用。Gordon 等[148] 证明了脑瘫儿童和主要是单侧运动缺陷者也能从强制性运动疗法中受益（图 4.6）。

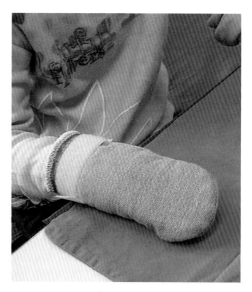

图 4.6　儿童戴着特制手套以限制正常手的使用

事实证明，强制性运动疗法是有效的，尤其是一只手或手臂功能障碍时，患者倾向于完全回避使用患肢，这样患者实际上只有一只实用手。比

较上肢和下肢的功能，我们常发现下肢在完成日常功能的方式上明显优于上肢。这意味着虽然偏瘫患者通常能够行走，但受累侧手臂仍然没有功能，因为患者实际上只有一只实用手。这其实也是"习得性失用"的一个原因。如果患者尝试使用其患侧手或手臂，这可能会导致失败和挫折。中枢神经系统对此的解读是，只要使用健侧，这就是一种不产生治疗结果的策略，而中枢神经系统总是会达到想要的效果。其结果是使健侧手或手臂的存在感更加突出，而患侧手或手臂的存在感更加弱化(图 4.7)。由于在行走时交替使用两腿，这在下肢显

然是不可能的。

Hamzei 等改良了用于下肢的强制性运动疗法。与制动健侧手的强制性运动疗法观念相反，健侧腿不予制动。取而代之，"shaping"的原则被用于强化步态训练，作者使用了"shaping 运动疗法（shaping-induced movement therapy，SIMT）"这个术语[161]。治疗连续进行两周，每天 6h。所有患者，主要是慢性脑卒中患者，全部测量参数都得到了显著改善。因此，Hamzei 等证实了强化治疗可以带来显著的移动能力的改善，即便是脑卒中几年后的患者也是如此。关键的因素是训练的强度。

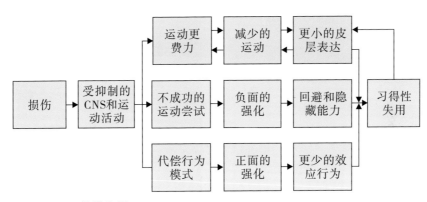

图 4.7　习得性失用

在神经疾病患者中，习得性失用的影响不仅见于手臂和手的功能，也影响到腿和脚的功能方面。习得性失用其他的范例包括坐轮椅患者的躯干活动。因此，我们每天最大强度的躯干训练是步行。每天行走 10 000 步

意味着所有躯干肌肉组织进行 10 000 次的三维功能锻炼。治疗过程中的一些锻炼不能取代这种强化训练。因此，使用轮椅的患者应该尽可能多行走，例如，在治疗中使用活动平板，或者尽可能多地站立。如果需要使用

站立架，优先选用可活动的站立架。自己无法行走的神经病学患者，每天至少应该站立 1h（图 4.8）。

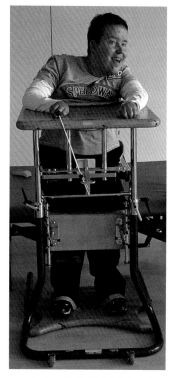

图 4.8　使用站立辅助设备

另一个习得性失用的例子是行走。在行走方面面临巨大困难的患者或行走很慢很费力的患者，常常是走路很少，或经常使用轮椅去他们的目的地。由于患者很少行走，步行能力变得越来越差。行走所需要的整个肌肉组织作为一个整体不再得到训练，少数人个别肌群的少量运动几乎没有什么作用。必须鼓励不能在户外行走的神经疾病患者尽可能在家里多步行；患者甚至可以购买活动平板。

由于习得性失用，走路会变得更糟。脑卒中 3 年后，21% 的脑卒中患者的活动能力与康复结束时的结果相比降低了（根据 Rivermead 活动指数降低 2 分或更多）[412]。这个数字很高大概是因为患者在其家庭环境中实际走路太少。康复没有给患者足够的准备应付个人环境，这一事实造成了这么大的差距。运动学习的原理应用在这里，根据相同因素定律，患者也必须像在家里遇到的那样练习户外环境的行走，即上坡和下坡、双重任务，或者在不同的地面上行走（图4.9）[246]。

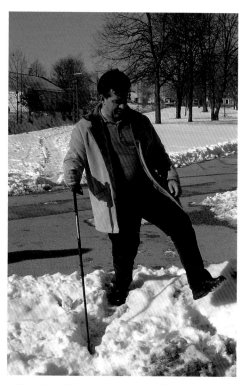

图 4.9　脑卒中患者：雪中步行

反复的手感觉运动训练

反复的手感觉运动训练是另一个新观念。在 1995 年由 Bütefisch 等提出的反复的手感觉运动训练中，有中枢神经系统麻痹导致上肢受累的患者进行手和手指简单规律性的反复运动。反复训练的次数是每天两个 15min 的时间，为期 1 ~ 4 周。根据患者完成水平的不断提高，不断调整需要的力量和速度（shaping）。患者最初完成的是他们已经掌握的运动，比如握拳头或背屈手腕。然后在训练计划中加入一系列新的运动。训练后患者表现出痉挛减少及活动能力增强[49]。

以损伤为导向的训练

以损伤为导向的训练（IOT）提供了两种治疗方法：

· 轻瘫患者的手臂能力训练

· 严重瘫痪患者的手臂基础训练

Platz 等[315]开发了这一基于三个要素的脑卒中后手臂麻痹的康复观念：第一，损伤引起的手臂活动受限的临床和神经病学分析；第二，基于这些数据拟定具体的训练；最后，验证这些训练干预的有效性[309]。不管患者脑卒中后手臂表现出的是轻微瘫痪还是严重瘫痪，Platz 等[315]已经描述了两种不同形式的以损伤为导向的训练：

· 手臂基础训练

· 手臂能力训练

轻度手臂瘫痪的患者表现出几乎正常的主动活动范围。他们的肌力几乎正常，可以用他们的手臂做许多日常活动。然而，事实证明这些患者在与速度有关的运动控制和不同运动任务需要的感觉运动能力的精度方面受损[314]。这些患者速度更慢而且协调性更差，因此需要更多的时间和精力来完成需要手臂进行的日常活动[308]。

手臂能力训练正是精准地针对这些问题。速度和精度都进行训练。训练的系统化和重复性设计促进运动学习；在锻炼中引入变化可以帮助人们了解改善后的功能是否很好地转换到了日常生活中。选择的手臂能力训练的活动程序用来刺激各种感觉运动能力。因此，训练应始终包括整个程序，而重要的事情是以精确的、尽可能快的速度完成锻炼。评估的重点在运动的完成而不是完成的方式。

手臂基础训练是由 Eickhof 为严重手臂瘫痪的患者开发的[108]。患有严重手臂瘫痪的患者很难在日常活动中使用手臂，或者充其量也是非常有限地使用它。有这种问题的这些患者无法稳定或移动单个节段。这些患者面临的主要问题是缺乏力量和在期望的不同活动范围内的协调[2]。手臂基础训练分为三个步骤：

· 首先，选择无保持性活动（holding activity）的单独运动。

·其次，选择伴有保持性活动的单独运动。

·然后，选择伴有保持性活动的复杂运动。

在每个步骤中，反复锻炼不同自由度的手臂活动。

力量训练

直到最近，在神经病学训练中提倡肌力训练仍是不可想象的，更不用说向患者提供这种训练了（参见第 3 章）。过去几年可以看到在神经病学力量训练方面的各种出版物数量急剧增加（图 4.10）[72,119,349,366,425,434,449]。

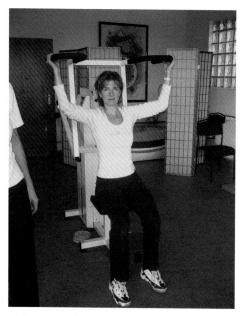

图 4.10 神经疾病患者的肌力训练

自然，力量训练必须适合临床表现和残疾的严重程度。尽管如此，重要的是要训练神经疾病患者肌力的所有方面，而肌肉耐力训练自然也就成为重点（参见第 3 章和第 7 章）。

双侧训练

双侧训练是另一个经过验证的观念，其目的是让瘫痪肢体与对侧肢体做镜像活动以促进功能[428]。这个观念主要是为上肢建立的。双侧训练涉及许多在运动器械上的双侧反复锻炼。双臂训练设备包括像 Bi-Manu-Track、Reha-Slide 及 Reha-Slide Duo（图 4.13）这些设备。这三种设备结合了 Hess 和 Buschfort 的 Reha-Digit，进一步形成了手臂实验室观念[48]。

Bi-Manu-Track 是训练上肢远端的方法。在脑卒中后上肢康复中采用远端训练方法，有证据表明近端抑制可致脑卒中患者手功能显著改善。代表手和手指的较大皮质区的存在也是有利于上肢康复的远端训练方法。Bi-Manu-Track 训练双侧的前臂旋前、旋后及腕的屈和伸；患者既可以做主动运动也可以做被动运动。

Bi-Manu-Track 的设计确保了运动的平稳性。阻力、速度和幅度可以两侧分开调节，以便该设备训练时可以根据患者的操作单独调节（图 4.11）[177]。Reha-Slide 是一种用于训练肘关节屈伸、肩关节外展和内收，以及腕关节屈伸的机械装置。软件预设适用于许多治疗性作业（图 4.12）。

Reha-Slide-Duo 是一种纯粹的机械设备，适用于手和手臂已经有一定程度功能的患者。每一侧的阻力可以单独调节，并且手柄也可以单独调整以适应功能问题(图 4.13)。

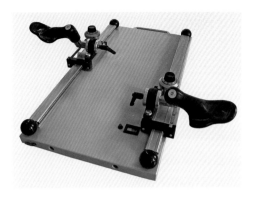

图 4.13 Reha-Slide Duo 装置。图片由德国柏林 Reha-Stim Medtec GmbH & Co. KG 公司友情提供

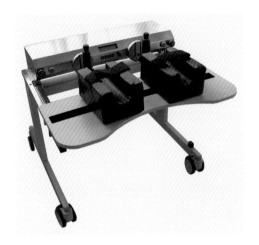

图 4.11 Bi-Manu-Track 装置。图片由德国柏林 Reha-Stim Medtec GmbH & Co. KG 公司友情提供

Reha-Digit 的设计是为了刺激手指运动。患者把他/她的手指(不包括大拇指)插入带有移动轴的设备里，设备被动地移动手指。通过振动刺激与刺激指尖的综合作用使设备能提供最大的感觉刺激(图 4.14)。

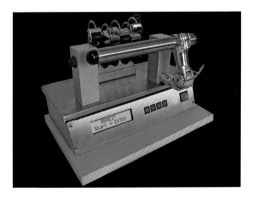

图 4.14 Reha-Digit 装置用于手指运动。图片由德国柏林 Reha-Stim Medtec GmbH & Co. KG 公司友情提供

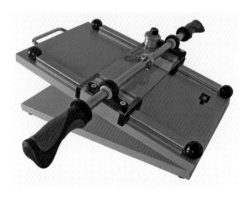

图 4.12 Reha-Slide 装置。图片由德国柏林 Reha-Stim Medtec GmbH & Co. KG 公司友情提供

机器人辅助训练

神经康复的新观念之一是机器人

辅助训练。治疗性机器人的设计既可以训练上肢也可以训练下肢。早在1995年，Hogan 等[182]就引入了麻省理工学院（MIT）的 Manus 机器人，一个可以在水平面被动运动肘和肩的机器人。镜像运动赋能者（Mirror Image Movement Enabler，MIME）机器人能够以使用双侧的方法训练患侧肘关节和肩的运动。用健侧确定运动范围，患侧跟随运动[240]。

现代训练上肢的机器人具有更大的自由度，因此可以进行非常逼真的虚拟现实训练。这些机器人包括 Amadeo 康复机器人（图 4.15）、Armeo Spring 和 Armeo Power(图 4.16)。这些康复机器人的共性是能对患者进行高度重复的训练。训练根据患者功能障碍程度不同及自动收集的数据进行精确调整。这些数据也被用来记录患者的进展[240]。

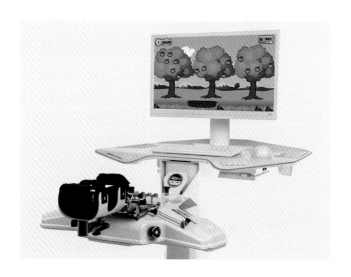

图 4.15　Amadeo 康复机器人用于手指和手的康复。图片由奥地利格拉茨 Tyromotion GmbH 公司友情提供

使用适当的软件，Pablo 系统可以精准确定手臂和手的运动及抓握训练(图 4.17)。新设计的手臂、手和手指的功能训练设备已经进入市场。这些设备变得越来越小型化，而使用范围却越来越大、越来越有针对性。这方面的一个范例是来自 YouRehab 公司的 YouGrabber。YouGrabber 的一个最大优势是可以进行单侧或双侧训练。可以选择特定问题部位进行训练，或者进行手－臂的协调训练或双臂协调训练（图 4.18）。最近几年见证了新的计算机化的疗法以训练上肢感觉运动障碍的快速发展。这些治疗

选择的共同特点是他们将游戏元素与电脑连接可以显著延长训练时间。

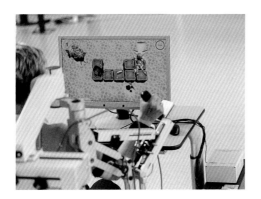

图 4.16　Armeo Spring 可以在虚拟现实的情况下进行三维运动。图片由瑞士沃尔凯茨维尔 Hocoma 公司友情提供

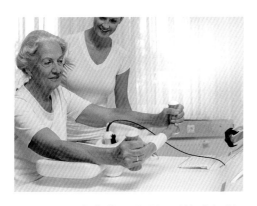

图 4.17　患者使用 Pablo 系统进行训练。图片由奥地利格拉茨 Tyromotion GmbH 公司友情提供

目前，许多训练下肢的机器人也出现在市场上。可以看到两种步态训练方法，命名为脚控制步态训练机和腿控制步态训练机。脚控制步态训练机包括电磁步态训练机 GT I。患者用吊带固定并站立在两个足踏板上，

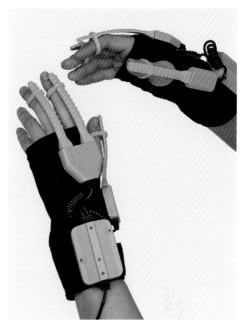

图 4.18　YouGrabber 训练装置。图片由瑞士施利伦 YouRehab AG 公司友情提供

踏板模拟站立期和摆动期运动。这个运动也可刺激步态周期中各期身体重心的垂直和横向移动（图 4.19）。LokoHelp 是另一种脚控制步态训练机。患者双脚戴上附着在 LokoHelp 上的矫形器。有一个需要时可选用的体重支持系统。患者还可以用 Loko-Help 练习上坡（图 4.20）。Robowalk 步行拓展者机器人应用了 h/p/cosmos 公司提供的一个简易设计的辅助行走系统（图 4.21）。

腿控制步态训练机器人包括 Lokomat。该系统由一个动力步态矫形器组成，它能在活动平板上自动引导步态受损患者的腿部运动（图 4.22）。

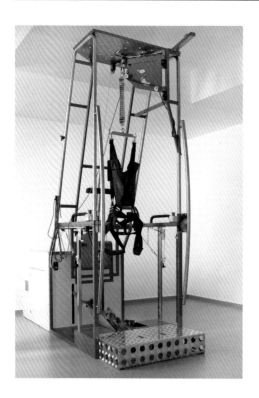

图 4.19 使用带有 GT I 的活动平板训练装置。图片由德国柏林 Reha-Stim Medtec GmbH & Co. KG 公司友情提供

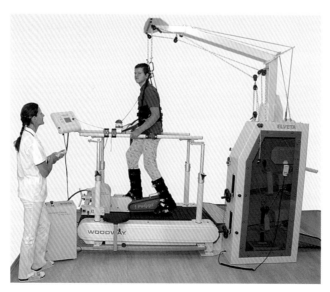

图 4.20 LokoHelp 装置。图片由 www. lokohelp. net 网站友情提供

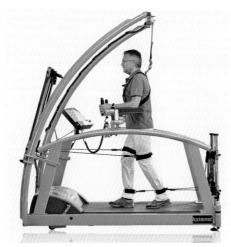

图 4.21 Robowalk 拓展者。图片由德国努斯多夫—特劳恩施泰因 h/p/cosmos sports & medical GmbH Nussdorf-Traunstein 公司友情提供

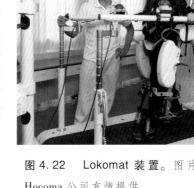

图 4.22 Lokomat 装置。图片由瑞士 Hocoma 公司友情提供

海德堡大学医学中心(Heidelberg University Medical Center)正在寻求一种全新的发展,其研究人员正在用 MoreGait 进行研究,这是一种家用步行机器人。患者可以进行半躺姿势的步态训练(BMBF)[34]。MoreGait 利用气动肌肉为患者提供他们需要的帮助。患者在接受机器人的帮助之前,自己必须尽最大的努力(图4.23)。

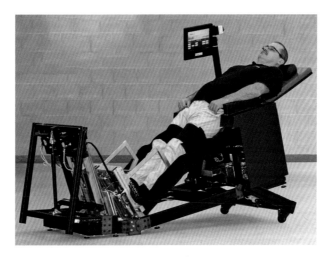

图 4.23 MoreGait 装置。图片由德国汉堡的海德堡大学医学中心截瘫门诊部友情提供

Erigo 是一个倾斜的板，带有一个整合的腿驱动单元。这可以使心血管功能不稳定的重症患者在逐渐垂直的位置进行腿的运动功能的反复强化训练（图 4.24）。

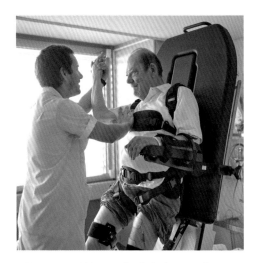

图 4.24　Erigo 早期康复起立平台。图片由瑞士沃尔凯茨维尔 Hocoma 公司友情提供

已经可以行走但仍然有跌倒风险的患者可以使用减重支持系统，因为其步态周期的重复明显高于行走在平坦的地面上。

虚拟现实训练

虚拟现实训练是另一种循证治疗观念。远端明显瘫痪的患者在虚拟现实训练 2 周后，受训运动的各个方面都有所改善。患者戴着可以测量所有手指活动的特殊手套（图 4.25）。然后检测到的运动以手的虚拟图像被传输到监视器屏幕上。这项任务包括掌握一定的重复运动。其要求是适应患者当前的操作水平[266]。

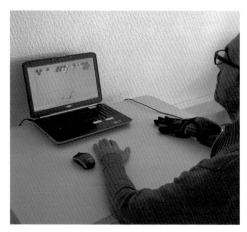

图 4.25　虚拟现实训练

镜像治疗

Altschuler 等[9] 在 1999 年发表了一篇文章，他们描述了脑卒中后患者镜像治疗的积极作用。从那以后，许多研究证实了镜像治疗在脑卒中后手臂瘫痪康复治疗中的益处（图 4.26）[401]。

多年来，想象运动一直是体育运动和职业工作中学习运动序列整体训练计划的一个组成部分，例如，在培训音乐家、飞行员和芭蕾舞演员期间。心智练习作为中枢神经系统损伤的神经康复只在这几年有所尝试[256]。想象运动激活了中枢神经系统中与实际主动运动相同的区域[291]。观察运动也会激活与执行运动相同的区域。观察到的运动越熟悉，个体观察到运动中的镜像神经元活动就越强烈。例如，当芭蕾舞演员观看其他芭蕾舞演员跳舞时，他们的镜像神经元最活跃；然而，当他们观察其他舞蹈表演时，他们表现出的活跃程度较低。神经康复得出的结论可能是，患者都特别注意观察他们熟悉的动作，例如，步行和抓握。这大概是小组治疗比个体治疗康复更容易成功的一个原因。

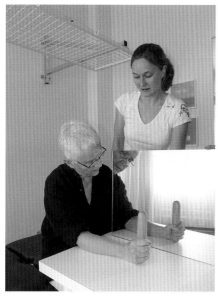

图 4.26　脑卒中患者的镜像治疗

4.2　反馈训练

反馈训练在神经康复中起着重要作用，因而早期提供积极的反馈训练很重要。

可以通过以下几种方式给予反馈训练：

· **口头反馈**：口头反馈，避免以"但是"开始很重要。治疗师应该克制自己为了改善而给予"善意的"提示。相反，治疗师应该明确地强调运动的目标和效果，并像鼓励运动员一样鼓励患者。

· **声音反馈**：声音反馈用于帕金森病患者的神经康复已有很长一段时间。这种声音反馈训练现在已经被集成到各种电脑控制的训练游戏中，包括任务结束时的正反馈。

· **前庭反馈**：每当患者身体位置改变时，他们接受内耳前庭感受器接受前庭反馈。这种训练通过使用被称作太空陀螺（SpaceCurl）的训练设备可以很容易地进行。患者站在该设备内，双脚固定。启动各个运动环，产生不同平面的运动。当患者转移重心时，该设备会立即改变患者身体在空间中的位置，产生前庭反馈（图4.27 和图 4.28）。

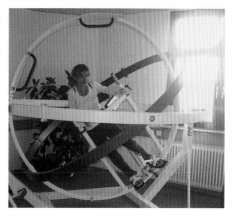

图 4.27　太空陀螺（SpaceCurl）训练装置的起始位

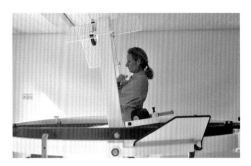

图 4.28 太空陀螺训练装置的终末位

·视觉反馈：视觉反馈训练变得越来越重要。现如今，在神经康复中，视觉反馈训练由计算机控制的设备提供，例如 Armeo、Pablo 和 Silver-Fit（图 4.29）或自行车训练器。

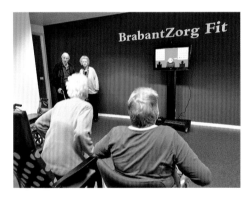

图 4.29　SilverFit 装置（版权 2011 Sil-verFit B. V. / Robert van den Berge）

许多神经治疗设备可以与台式电脑或笔记本电脑相连接。这为患者提供了他们动作完成是否有效果的即时反馈。该治疗的预设置应该由物理治疗师或运动研究人员选择，并要考虑患者个人的具体问题。

当我们在检查现代神经康复观念时，很明显，重点之一是每一种治疗形式使用的强度及重复量。在现今财政资源有限的医疗环境下，不论是住院患者还是门诊患者都无法通过治疗师和患者一对一的治疗达到这种强度。这意味着必须找到新的方法使尽可能多的神经康复患者从这些康复观念中受益。使用适合患者个人的训练程序展示了这样一种可能性。

总　结

当这一知识应用于神经疾病患者时，这些患者康复必须遵循的某些原则就变得十分清晰了：

·与日常生活相关

·反复

·在耐受的极限中进行日常锻炼

·有利于学习的环境

·反馈训练

5 神经康复中的治疗性锻炼

"眼睛只能看到头脑已经知道的东西。"
——歌德(*Johann Wolfgang von Goethe*)

5.1 引 言

> **定 义**
>
> "治疗性锻炼是应用于(仍然)健康的人或患者的身体训练,可以是预防性的也可以是具有一定治疗作用的,由医生推荐并开具处方,有明确的指征,目的是达到一定的治疗目标。因此,治疗性锻炼是其他医疗方式的延续。"[158]

近 20 年来,已经有许多证据表明,康复的重复次数和强度在运动技巧的再次学习方面起着至关重要的作用。Raes[327] 在她的论文中陈述到,精细运动的速度对于运动学习来说比运动的精度更重要。经过快速训练的人在随访中其运动学习比对照组的进步更加明显。尤其是治疗性锻炼为我们提供了明确和可重复性地增加强度和速度的机会。其他有关的因素包括治疗是以任务为导向的、患者接受适当的反馈、患者接受的训练程度在其耐受的极限内。这表明锻炼必须始终适应患者的能力水平(shaping)[182,439]。治疗性锻炼能够非常有效和精确地实现这种 shaping。使用设备训练是否以任务为导向是有争议的。尽管如此,在一项任务中可以考虑使用不同的设备,例如攀岩墙。当然,甚至可以应用四肢联动训练机(elliptical trainer,又名椭圆训练机)、锻炼自行车和活动平板。

正如在第 4 章所讨论的,基于上述提到的几点所形成的一种新观念,在过去几年里已经在神经康复方面得到了发展。治疗性锻炼包括许多神经康复治疗新方法的要点。因此,它非常适合作为神经疾病患者一种重要的治疗形式。实际上我们还能看到治疗性锻炼的另一个优点,训练与疾病和疗法关系不大，但可以被视为"我正在恢复健康"。其他的积极因素包括锻炼过程中产生的社会交往。患者开始与其他人接触，从观察中学习，创造新的社会交往，知道他们并不是单独面对他们的问题，可以将他们自己与其他患者比较。这还可能引起某种竞争。人类的一个基本特征是，竞争会刺激一个人的自我表现，尤其是当功能的差异似乎不是不可逾越的时候。比旁边的人表现得更好会增加实现新目标的动力。

已有研究表明，在帕金森病患者中，用费力的强制性训练在改善运动功能方面比患者自己选择的训练强度要好。当训练强度设定为高于患者自己选择的强度的 30% 时，用帕金森病联合评分量表（Unified Parkinson's Disease Rating Scale，UPDRS）评定后，他们的进步提高了 35%。用自己选择的强度训练的患者，他们的改善只表现在有氧健身方面[336]。

运动学习在有目的、有针对性的活动序列背景中或在功能的背景中才最有效。这表明，人们通过抓握来学习抓握，通过坐起来学习坐起来，通过站立学习站立，通过走路学习走路。对于神经康复来说，这意味着下意识的学习对于重新学习或提高一种运动技能至关重要。

5.2 促进运动学习的因素

Kwakkel 等[220]证明高强度训练（大量的练习）比低强度训练取得的效果更好。Liepert[236]报道训练的强度和频率对于取得全面的成效都是非常重要的。在患者熟悉的与日常活动相关的刺激学习的环境中训练是神经康复的必要条件[30]。特定任务的锻炼比仅涉及个别肌肉及没有与患者日常生活相联系的训练效果更好[54,311,447]。

在治疗性锻炼中，这可以通过熟悉的训练模式实现，比如行走、爬山和骑自行车。

反复锻炼，单个运动的多次反复可提高执行能力[49]。这意味着大量的反复运动是提高运动质量所必需的。在行走方面，这也意味着如果训练强度足够高的话，活动平板训练将可以提高耐力和行走的速度[172-173,427]。行走的速度和耐力是户外行走的重要参数。只有当神经疾病患者行走的距离够长和速度够快时，才能进行户外行走。这些数量上的提高通常伴随着质量上的提高。

训练可以安排成循环训练，这意味着练习应该进行力量和耐力的交替训练，以及上肢和下肢的交替训练[54]。神经康复的成功还取决于是否有利于学习的环境[345,347]。在神经康复及治疗性锻炼中，患者必须尽可能达到其耐力极限。完成的动作必须不断地在治疗和训练中调整[122]。

随机练习训练可适应不同的任务，从而促进向日常生活活动的转移并改善患者的反应[443]。在不可预知的情况下练习会提高和促进建立有效的策略。神经疾病患者需要在康复中取得成功，因为成功地完成运动会使策略储存在中枢神经系统中[369]。成功完成运动能提高积极性，这也是在将来掌握一项新任务所必需的。治疗师的指令不应指向怎样完成运动，而是运动的目标或效果；任务应该有一个外部的焦点。这反过来又会提高运动效率，减少错误频率，以及达到患者能产生的最大力量[117,264,444-445,448]。所有这些作用都有助于该运动转变为自主运动。

> **注 意**
>
> 计划好的间断休息应该是治疗程序中的一部分。当患者进行简单运动时，根据经验，休息时间大约应该是锻炼所需时间的一半。对于复杂的运动，休息时间大约应该是运动所需时间的两倍。

这并不一定意味着休息期间就没有活动；休息期间也可训练其他肌群。治疗性锻炼中的休息也可很好地用于小组治疗和配对训练，或用于从观察中学习和心脑实践。最长的休息是睡眠，充足的睡眠对于有效的运动学习也是必需的[424]。因此休息很重要，但是也不应该太多，一个明显的原因是治疗训练的时间有限。

积极的反馈对于运动学习也很重要，尤其是当患者自己能选择反馈的时间和反馈的方式时。Wulf[443]证实了正反馈可显著改善运动的效果。反馈是关于结果的，而不是关于执行的（对结果的了解）[54,369,446]。

"运动学习是这些过程的总和，通过练习或实践，引起相对稳定的神经元改变，以及即使在不断变化的环境下的熟练动作。"[368] Schindl 等[355]证明，简单运动动作的重复能够提高任务的质量和速度。

与体育运动一样，力量和耐力的训练量应根据训练研究的原则决定。多样性、兴趣及主动性可以通过改变强度、频率、范围和持续时间等参数来保持。在神经康复中，患者的主动性是决定性的。患者在与其治疗小组合作的情况下，必须说明他/她的康复目标。这些目标可能需要在患者和治疗小组的协商下修改，并在可行的时间框架内落实。只有这样患者才可能唤起必要的耐力以便通过成功的结果实现康复。

"对于一个年轻人来说（在神经康复方面），没有比能打开一听啤酒或沏一杯茶更好的目标了。"[19,139] Barnes 和 Ward 的描述简要地说明了神经康复的问题。神经康复中最重要的角色始终是患者，对他们来说康复就等于非常艰苦的工作。

通向运动目标的路径中，多样性发挥着基础作用。首先，它有助于避免无聊；其次，它有助于持续改善运动的记忆。执行的治疗量具有一定的意义。Sterr 和 Freivogel 已经证明每天 6h 的功能性治疗的效果比 3h 的治疗效果更好[383]。

治疗性锻炼为我们提供了为神经疾病患者提供足够治疗时间的机会，表明这些患者有达到运动改善的机会，如果没有额外的训练，他们可能不会达到预期的结果。

5.3 治疗性锻炼中可治疗的神经病学症状

痉挛被 Lance[224] 定义为速度依赖的针对被动运动的阻力。这种阻力包括神经元和生物力学的因素（图5.1）。痉挛是一种上运动神经元综合征的阳性体征。其他阳性症状包括反射亢进、阵挛和肌张力增强。根据 Jackson[197] 的描述，上运动神经元综合征的复杂表现包括阴性和阳性症状（图 5.2）。阴性症状包括轻瘫、选择性手指运动障碍，以及不能进行快速交替的运动（表 5.1）[135]。

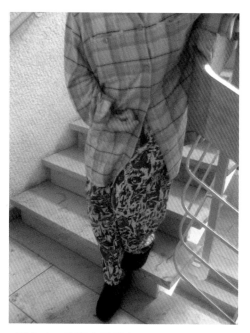

图 5.1　脑卒中后痉挛

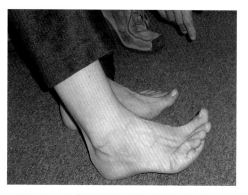

图 5.2　足背屈肌麻痹伴趾伸肌代偿

表 5.1 上运动神经元综合征（UMNS）

阳性症状	阴性症状
·痉挛	·轻瘫，无力，瘫痪
·阵挛	·精细运动功能障碍
·反射亢进	·轮替动作障碍、缓慢
·巴宾斯基征	·费力，快速疲劳
·联合反应	·受限的自主运动
·共同运动	·难以完成双重任务

注意：痉挛几乎总是与不同严重程度的瘫痪相伴

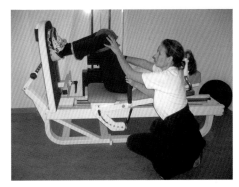

图 5.3 力量训练

阳性、阴性症状都会出现在上运动神经元损伤中。痉挛和瘫痪是病变的两个不同组成部分。痉挛不仅仅是造成运动的功能性问题，也是瘫痪引起的伴随性问题。痉挛可以通过缓慢拉伸肌肉、拉伸同时负重（如站立等）、交互运动（自行车锻炼）或服用药物来减轻。

然而，痉挛的减轻并不一定引起运动技能的改善[179]。轻瘫不能简单地通过减少痉挛来改善，只能通过积极的反复锻炼（力量训练）和功能性活动来改善。此后的研究已经确凿地表明，反复的锻炼和力量训练有助于减轻痉挛并改善运动质量（图 5.3）[49,382]。

5.3.1 痉挛症状

最近的研究结果显示，痉挛是身体对病变引起的无力或功能障碍的反应。原始法则认为活着的动物只有移动才能生存。这与从功能性角度观察

的观点是一致的，行走、站立和转移在痉挛状态比无力状态更容易实现。这大概是身体对中枢神经系统病变反应而产生痉挛的原因。

痉挛的严重程度取决于病变的位置和大小。因此，人们可以预见严重的病变比散发的病变可引起更严重的痉挛。根据时间框架，人们首先遇到的是无力，而痉挛只是在临床过程的后期才会出现。这种现象在多发性硬化症患者身上很容易观察到，与颅脑损伤或脑卒中相比，其病理生理学变化是非常缓慢的。从功能角度来看，无力是中度至重度多发性硬化症患者的主要问题。即使是颅脑损伤的患者，无力也是首先出现，痉挛在随后的几天或几周内产生。同样的情况在脑卒中或因脊休克而截瘫的患者中也是如此。因此，有必要尽早开始和促进活动，从而使功能活动不再需要痉挛的产生。因此，必须在疾病的早期阶段尽早开始主动疗法，被动形式的治疗必须用主动形式代替。

自行车训练器是一种早期开始活动的方法（图5.4）。当上、下肢都训练时，重要的是设置上肢和下肢的阻力。自行车训练器能帮助患者的活动，但同时需要患者的主动运动来刺激残存功能。所有的自行车训练器都能在训练完成后提供患者表现的功能评估。站立，即使是在站立架中，也能激活姿势肌肉（图5.5）。

> **注意**
>
> 步行训练应该尽早开始，因为许多肌肉的训练都是以基础模式进行的。"痉挛疗法"的本意不是以减少痉挛为目的，有用的痉挛疗法应该始终与功能训练结合起来（图5.6）。神经病学的力量训练是有益的、必要的，并且可减轻痉挛[138]。

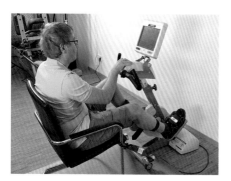

图5.4 自行车训练器

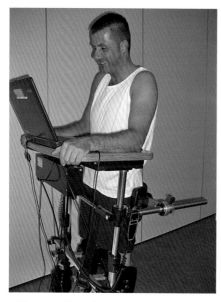

图5.5 使用站立架站立

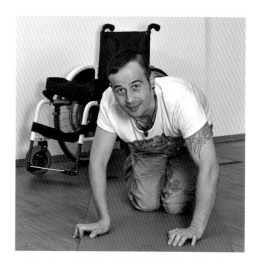

图5.6 爬行在减轻痉挛的同时还能激活功能

痉挛检查

痉挛可以用 Ashworth 量表或 Tardieu 量表（表5.2）来测定。Ashworth 量表或改良 Ashworth 量表（modified Ashworth scale，MAS）被医生和治疗师广泛使用。MAS 是一种实用的方法，但其较差的质量标准饱受批评。在痉挛的检查中，被动移动受累肢体的各个关节，最初慢速移动，然后快速移动。然后据此评估阻力。

表 5.2 Ashworth 量表

分级	痉挛严重程度
0	肌张力无增加
1	肌张力轻度增加
2	肌张力在大部分关节活动范围内明显增加，但受累部分容易活动
3	肌张力明显增加，被动运动困难
4	肌张力显著增加，快速被动运动困难
5	受累及部分僵硬于屈曲位或伸直位

Tardieu 量表被认为是目前较好的痉挛量表，因为其更多地考虑到了痉挛与速度相关的问题。Patrick 和 Ada 的一项研究显示，Tardieu 量表比 MAS 能更好地把痉挛从关节运动障碍和挛缩中区分出来（表 5.3）[296]。

表 5.3 Tardieu 量表

分级	描述
0	在整个关节活动范围内被动运动无阻力
1	被动运动时有轻微阻力，但没有在特定角度上有明显卡顿
2	在特定角度有卡顿，被动运动受阻但随后有释放感
3	在特定角度的疲劳性阵挛（当保持该位置时持续时间 <10s）
4	在特定角度持续阵挛（当保持该位置时持续时间 >10s）

Tardieu 量表总是测量 V1（尽可能慢）的被动运动和 V2（尽可能快）的被动运动时的阻力，这样能够将痉挛从挛缩和关节活动障碍中区分开来。

阵挛试验被证明是一种快速、简便的下肢痉挛测试的有效方法，它甚至能够检测出轻微的张力增加。在阵挛试验中，患者的前脚被快速置于背屈位置，拉伸下肢。前脚保持在这个位置（图 5.7 和图 5.8）。小腿肌肉组织对肌肉纺锤体的快速刺激做出反应伴有节律性收缩、阵挛。这项测试可以提供中枢神经系统损伤的早期征象，并暴露增加的肌肉张力。增加的张力从远端开始，这增强了测试的灵敏度，即使只存在轻微的损伤也常常呈阳性。它也非常适合双侧比较，如双侧受累的患者，这对多发性硬化症患者尤为重要。

5.3.2 瘫痪症状

从功能的角度来看，神经康复中最大的运动问题是无力。遗憾的是，无力往往不是医学诊断和物理治疗检查的重点。从事神经病学工作的医生和物理治疗师经常忽视检查无力的原因是，它似乎不是作为一个显而易见的主要结果，但应必须积极地检查。

然而，即使在神经病学领域，无力也可以采用肌肉功能测试进行较好的测定，并可对其进行改良（表 5.4）。肌肉测试最初是通过被动运动

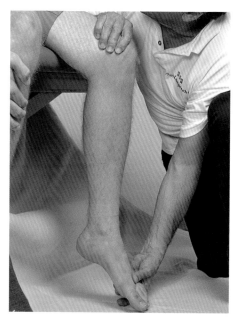

图 5.7　阵挛试验的起始位

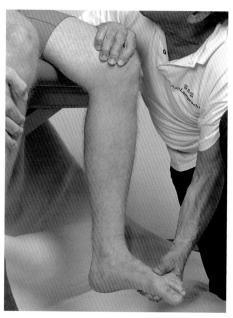

图 5.8　阵挛试验的终末位

进行测试的，然后指示患者负重，此时可以给予阻力（图 5.9）。可能需要让只受到轻微受累的患者在肌肉测试之前进行某些耐力锻炼。这应该应用于步行 1h 后开始出现磕绊或足拖拉的患者。

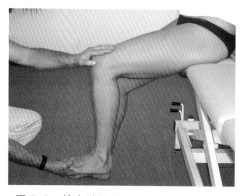

图 5.9　检查髋屈肌

表 5.4　医学研究委员会（Medical Research Council scale，MRC）量表测试肌肉功能

分级	测试结果
0	没有肌肉活动，完全瘫痪
1	可见和（或）可触知的收缩无运动
2	当不对抗重力时可以活动
3	运动可勉强对抗重力
4	运动能对抗轻度阻力
5	正常肌力

　　无力通常伴随着痉挛出现，痉挛对于物理治疗师来说更为显而易见，尤其是在做运动分析时。这意味着无力经常被忽略，因此没有得到重视。医生检查时经常发现过度的反射，对大多数医生来说，过度的反射反映了

痉挛，同样原因，医生不再查检无力。此外，目前还没有药物可用于治疗无力。因此，神经康复中的无力是最大的问题，而且这同时也是容易被忽略的最大问题。一旦无力在日常情况下被检查出来，治疗就相对简单了，即对受累肌肉进行强化的力量训练和肌肉耐力训练。这是治疗性锻炼发挥其不可或缺的作用的地方（图5.10）。

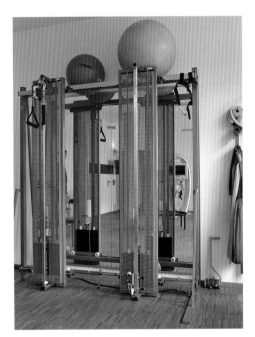

图 5.10　治疗性锻炼室

5.3.3　共济失调症状

现有文献缺乏一个统一的共济失调定义。根据 Patten[297] 的陈述，共济失调症可以被理解为协调运动障碍，它不能归因于肌肉萎缩或肌肉张

力改变、本体感觉障碍或突然的不自主运动[1]。共济失调是由小脑或小脑通路病变引起的。获得性共济失调最常见的两个原因是多发性硬化症和颅脑损伤。在文献中由于脊髓疾病（后柱疾病）或外周神经源性疾病（多发性神经炎）损害引起的下肢协调性障碍也称为共济失调。这种协调障碍表现为在站立或行走时不稳定（图5.11）。这种不稳定的主要原因是深感觉受损。与小脑退化、传出或传入途径有关的遗传性和获得性障碍均可引起共济失调性运动障碍[1]。

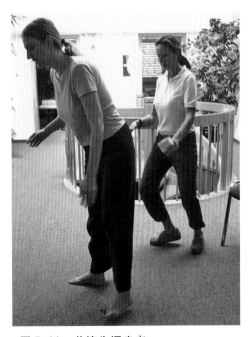

图 5.11　共济失调患者

患者通过睁眼和闭眼进行这些试验以区分小脑性共济失调和脊髓性共济失调。如果患者闭着眼睛进行测试

时有明显的困难，则是深感觉受损（到达小脑的传入通路）。尤其是多发性硬化症患者，常表现为脊髓性共济失调，但脑干损伤或多发性神经炎患者也是如此。

共济失调患者常常试图用肌肉固定来代偿他们的共济失调（图 5.15）。

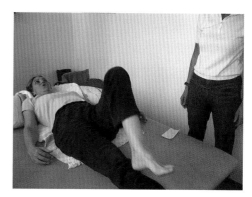

图 5.13　跟 – 膝试验

> **注　意**
>
> 　　共济失调可以用以下试验检查：
>
> 　　· 上肢用指鼻试验或对指试验（图 5.12）
>
> 　　· 下肢用跟 – 膝试验（图 5.13）
>
> 　　· 失平衡和步态共济失调可以用 Romberg 试验和 Unterberger 试验评价（图 5.14）。
>
> 　　· 躯干共济失调，在患者坐位时通过转移重心进行试验，但躯干共济失调尚没有正式的检查方法。

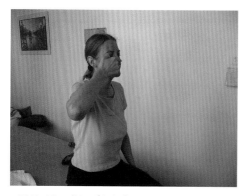

图 5.12　指 – 鼻试验

共济失调总是发生在低张力的基础上。因此，也推荐进行力量训练治疗共济失调。在共济失调训练中，重要的一点不是要做静态力量训练，而是要进行动态的力量训练。这是因为

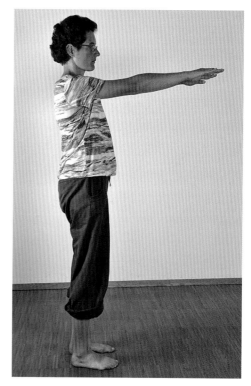

图 5.14　Romberg 试验

对于共济失调患者来说，进行抗阻运动比进行非抗阻运动更容易。在

日常生活中，这些患者经常用沉重的助行器步行，穿沉重的鞋子或穿沉重的夹克或背重背包进行抗阻训练。研究还显示重量可以改善共济失调[61,186,272]。甚至穿着铅背心帮助患者提高躯干稳定性；然而，这种做法会引起肌肉快速疲劳(图5.16)[300]。

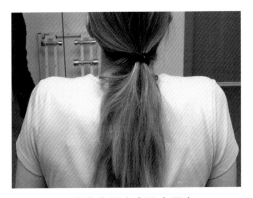

图5.15 共济失调患者肌肉固定

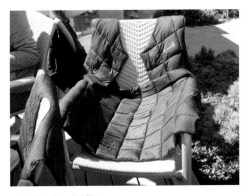

图5.16 铅背心

共济失调患者能够更容易地做出快速运动。动作越慢越需要协调性，治疗师可以利用这情况进行治疗性锻炼。对这些患者的经验是，阻力更大就更容易。减少阻力相当于 shaping

或要增加协调。

总　结

总结性来说，快速和更大的阻力比缓慢和更小的阻力更有利于共济失调患者的治疗性锻炼。

日常生活中，在自行车训练器(cycling trainer)上比健身自行车上更容易设置阻力。功率自行车(cycle ergometer)由功率输出进行控制，可以产生快速且几乎无阻力的运动，而接下来当速度减少时，则需要增加心血管系统的负荷，这相当于大阻力慢速运动。一般来说，靠功率输出进行控制的训练在神经康复中并不理想。如上所述，无力是神经疾病患者面临的最大问题之一，神经疾病患者会出现相对较快的疲劳并因此动作变慢。因此，通过增加阻力而使问题复杂化并不是一个好主意。

5.3.4　平衡症状

神经病学综合征与姿势控制的丧失或受损有关。姿势控制通常是指身体在空间上对抗重力保持直立姿势的能力(图5.17)[369]。更具体地说，我们可以将姿势控制细分为静态和动态成分。静态姿势控制包括坐或站时直立姿势的平衡，而动态姿势控制包括走路或跑步时尽可能保持直立姿势的平衡[221]。

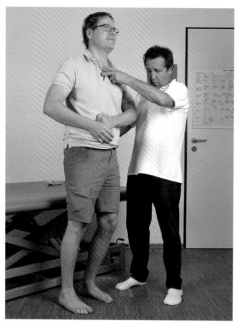

图 5.17   姿势控制

神经康复中的平衡

一些因素会损害神经疾病患者的平衡。除了缺乏姿势控制或异常的姿势控制外，痉挛和麻痹都可能引起平衡问题。而且，即使是感觉缺陷也能引起平衡问题（参见第 3 章）。因此，获得准确的检查结果对于有针对性地治疗患者的具体问题至关重要。

平衡并不是一个独立的功能问题，因此当我们得到检查结果时必须确定引起平衡障碍的原因。平衡障碍的原因有痉挛、瘫痪、共济失调，或深感觉受损，如同多发性神经炎那样。足背屈肌瘫痪患者一旦从垂直位向后偏离时，偶尔会导致极端的平衡问题。因此，训练也必须要针对特定原因。例如，足背屈肌必须被激活并加强肌力而不是进行一般性平衡训练。自然地，人们也可以在使患者向后偏离垂直位的情况下训练足背屈肌，从而改善平衡问题。然而，除此之外，还必须反复训练足背屈肌（图5.18）。这个问题也常见于多发性硬化症患者。

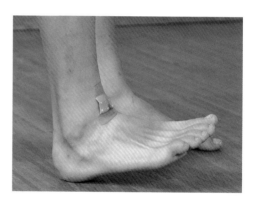

图 5.18   节律性拍地，训练足背屈

如果患者闭着眼睛站立面临很大的问题，他们就必须训练自己的站立平衡；或通过视线不断地快速重新定位，这样他们就没有代偿的机会。

6 神经康复中的训练设备

6.1 训练设备

本章中，我们将介绍一些适用于治疗性锻炼的训练设备。除此之外，还将简要介绍几件常见于健身房或治疗性锻炼设施中的训练设备。据了解，这几件设备适用于骨科和外科患者，而不是特别适用于神经疾病患者。

本章中还将简单提及机器人辅助训练设备，这些设备主要在住院康复机构中使用，而较少在门诊康复治疗中心使用。毫无疑问，有许多适用于神经病学治疗性锻炼的设备，我们不在这里讨论。康复设备的发展目前非常有活力，新设备被不断引入，现存的设备得到进一步的开发和改进。这些设备可精确调控、易于使用、方便残疾人锻炼，并能进行功能性运动，对神经疾病患者的治疗性锻炼至关重要。

我们一般是根据设备的作用（耐力训练和力量训练）进行设备分类的，但它们有时既可以用于耐力训练也可用于力量训练。当用户告知了我们关于新设备的信息，且当设备制造商进一步开发出用于神经疾病患者治疗性锻炼的设备时，我们就感到特别满意。而且，重要的是开发商和制造商能与医疗从业者及患者合作以确保出现在市场上的设备得到应用并能方便地使用。

6.2 耐力训练

6.2.1 活动平板

第一台活动平板（Treadmill）是Nathan Zuntz 于 1889 年开发的。Zuntz 是柏林农业学院的生理学教授。他开发活动平板的目的是用于马匹的应激研究。

这种活动平板具有不同的速度和倾斜度，可以在精确的设定、可测量和可复制的条件下进行研究。Zuntz

及其同事后来开发的活动平板也可以对人体进行测量。

由 Zuntz 开展的这些项目及其他工作奠定了当时运动医学领域快速发展的道路。Zuntz 也被认为是航空医学的创始人之一和高原生理学的先驱。

从此以后，许多研究都在使用活动平板。移动训练被广泛接受，成为治疗截瘫患者和脑卒中偏瘫患者整体治疗的一个组成部分（图 6.1）[173]。对帕金森病和多发性硬化症患者的初步研究表明，许多参数比没有用活动平板训练步态的患者有更大的改善[227]。体重支持活动平板（BWST）系统利用吊带或专门开发的支持带甚至可以使严重损害的患者从早期康复的活动平板训练中受益（图 6.2）。

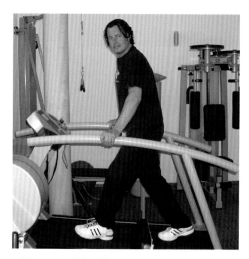

图 6.1 活动平板训练

活动平板适合神经康复最重要的

要求是非常低的初始速度，该速度不能高于 0.2km/h。许多神经疾病患者和老年病患者开始在活动平板上练习时不能耐受较高的速度，速度应该以 0.1km/h 的增量增加。设置斜坡（包括上坡和下坡）的选项也很重要。此外还应该有合适的扶手，理想的扶手应该可调节高度，也有扶手宽度可调的活动平板。患者应该能够在特殊的扶手上放置前臂，以达到休息的目的（图 6.3）。

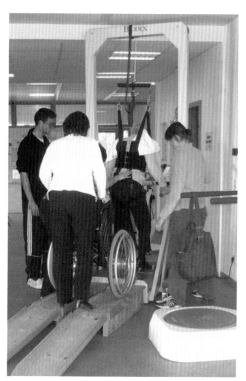

图 6.2 体重支持活动平板（BWST）系统

平稳的悬挂系统不是神经康复必要的，条 - 带式活动平板也不是绝对必需的。神经康复的患者接受步行训

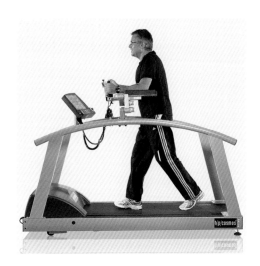

图6.3 带有前臂支撑的活动平板。图片由德国努斯多夫－特劳恩施泰因 h/p/cos-mos sports & medical GmbH 公司友情提供

练的速度不能高到出现双足离地期的程度。使用条－带式活动平板时，患者踏上活动平板可能很困难，因为这些活动平板设计得相对较高（图6.4）。需要使用坡道将轮椅患者带到条－带式活动平板上（图6.5）。

如果活动平板包括内置坡道，那么必须拆除它以使患者独立地训练。只有当与某些步态训练机配合使用时，条－带式活动平板才有必要。例如，LokoHelp 最初的设计是为与 Woodway 活动平板一起使用的，虽然现在它可以连接到其他活动平板上。其他步态训练机（gait trainer）也被设计成只适合某个活动平板。

现在市场上有很多步态训练机可供选择，如 Lokomat、LokoHelp 及 Pedago。这反映了对活动平板训练在

康复中重要性的进一步认同（图6.6，图6.7）。

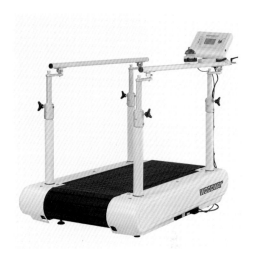

图6.4 条－带式活动平板。图片由德国莱茵河畔魏尔 Woodway GmbH 公司友情提供

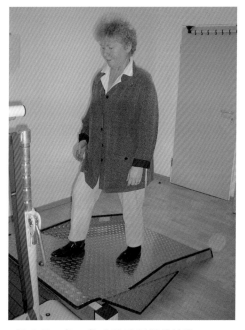

图6.5 条－带式活动平板的坡道

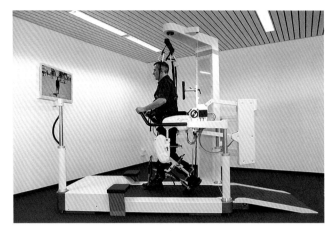

图 6.6　Lokomat 装置。图片由瑞士 Hocoma 公司友情提供

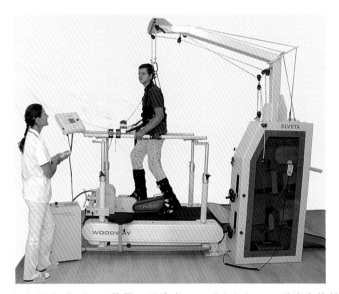

图 6.7　LokoHelp Pedago 装置。图片由 www. lokohelp. net 网站友情提供

在一项精心设计的研究中，LokoHelp 表现出与活动平板有可比性的效果。同时治疗师更省力，步态训练需要的治疗时间也更少[128]。

一个外骨骼或 BWST 甚至可以使严重残疾患者在康复的早期阶段从活动平板训练中受益。步态训练机的优点是减少了对治疗师体力的需要，因此可以使训练时间延长，患者的重复次数也可增多。

在活动平板上步行的动作顺序不同于在地上步行。在活动平板上，患者在支撑期平面向后移动，而在地上步行时承重腿必须向前移动身体。这也意味着对平衡的要求是不一样的。尽管如此，在活动平板上行走仍与地面步行非常相似，平面的后退运动很准确地触发了跨步反应。就像四条腿的动物一样，人类这些跨步反应是由中枢模式发生器(central pattern generators，CPG)在脊髓中触发的[91]。

<table>
<tr><td>注　意</td></tr>
<tr><td>　　然而，活动平板训练永远无法取代在不同表面上的步态训练。这反映了相同因素定律(law of identical elements)，患者只使用他们在日常生活中已经练习过的锻炼(图 6.8，图 6.9，图 6.10)[246]。</td></tr>
</table>

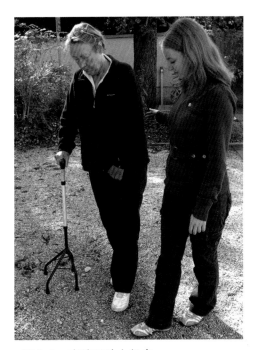

图 6.8　在碎石地上行走

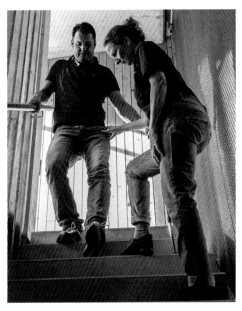

图 6.9　下楼梯

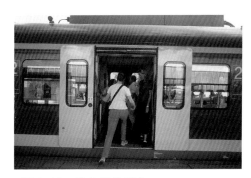

图 6.10　登上通勤列车

CPG 的概念是假定存在一个神经元网络，这个系统能内在地(即在没有外部刺激的情况下)产生交替活动。动作，比如步行、跑步、飞行、游泳、咀嚼和呼吸都是由这些神经网络在中枢神经系统中产生，并且通过感觉反馈来适应环境的要求。虽然步行是一种自发行为，但它只能通过有意识地启动，在这之后才可以作为一个独立的自动过程连续进行。我们不需要思考自己如何行走，因为行走是由脊髓回路控制的[90]。假定这些被认为是在脊髓中的 CPG 每次都被一只脚放在另一只脚前而激活。这种激活与脚的前进方式或主动前进还是被动前进无关，唯一重要的事情是每一步都需要摆动腿迈过承重腿，治疗师必须确保被动地向前迈脚时总是如此（图 6.11）。

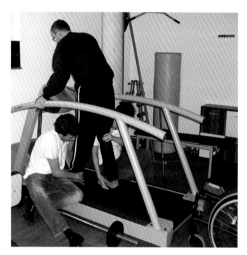

图 6.11　在活动平板上被动地向前迈脚

行走是一种遗传性预设的基本运动模式。因此，即使是严重功能障碍的患者，在康复的极早期（B 期）都可能诱发出步行模式。这应该在康复中特别是在早期康复期间，得到充分利用。在许多患者中，行走模式可以更早更容易地被激发出来，比简单的转移，比如床到椅子或轮椅再到厕所的转移还要早。通过改善步行也可能改善转移（例如床到轮椅、轮椅到厕所、轮椅到床）。这种方法非常有效，尤其是对严重认知障碍的患者更是如此。对于有严重认知障碍的患者而言，引出转移的抽象运动模式通常是不可能的，然而步态模式可以更容易引出。因此，如果患者练习转移失败，最好让患者用体重支持系统直接在活动平板上练习行走。通过这种方法，步行通常有助于改善站立和转移。站立和转移的运动程序不像行走模式那样被深深地固定，因此并不总是容易地被引出。

在活动平板表面上进行步态训练的一大优势是它提供了一个进行双重任务或多重任务训练的机会（图 6.12）。如果患者还想增加户外活动能力，步行训练应该以双重任务或多重任务的模式进行。

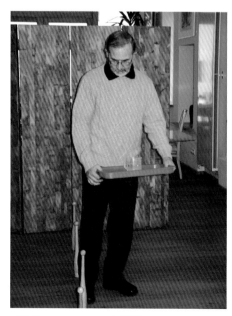

图 6.12　双重任务训练

定 义

双重任务或多重任务训练意味着患者除了走路外，还必须说话、转头、携带物品，甚至同时完成这些事情。

经验表明，所有的神经疾病患者在活动平板上行走比在地面上走得更好，因为他们不必把注意力同时放在几件事情上。这种影响通常在帕金森病患者身上尤其明显，因为活动平板为患者充当了外部提示物。由于双重任务训练对帕金森病晚期患者尤其困难，这些患者进行活动平板训练不应该以双重任务训练为主。这并不意味着双重任务成分不能用于帕金森病患者的训练。

正是活动平板的表面后退运动加强了跨步反应。从这个意义上说，活动平板训练可以被认为是下肢的强制性使用训练，因为患者被强制迈步[161]。许多患者在第一次，甚至是第二次使用活动平板时难以适应改变的运动顺序。因此，在活动平板治疗的开始阶段有必要以非常低的速度进行。患者最迟会在第二次或第三次训练时习惯地改变运动顺序，但通常是在几分钟之内。重要的是让患者自己体验这种运动而不需要治疗师给予太多的口头指导。这里应用的仍是内隐运动学习的原则。

必须注意，慢走比快走需要更大的力量和更好的平衡。最有效率的步行发生在大约每分钟 120 步的速度。慢速步行所需的能量以指数增加（图 6.13）。患者和治疗师能同意增加活动平板的速度在于活动平板能让患者走路更容易，此时，步态模式必然会相应改善。这同样适用于 Pedago 或 Lokomat，这里再次强调，人们应该以接近最有效率的步态节律步行。

注 意

活动平板训练能非常有效地用于训练移动和行走中最重要的参数：
· 行走速度
· 步行耐力

两者都是户外步行的重要预测因素。Perry 等[301]计算了一些在室内和户外行走所需要的最低速度值：

· 最低行走速度 1.1m/s（约 3.96km/h）

· 步行距离约 500m

· 行走时能够转动头部

· 能上下台阶和越过小障碍物

· 行走时能携带物品

能够进行户外行走是患者和神经康复中最重要的目标。行走速度是活动能力的关键，患者必须接受相应的训练。过马路需要大约 2.6km/h 的行走速度。10m 步行试验是一项简单用于测量行走速度的测试（表 9.1）。

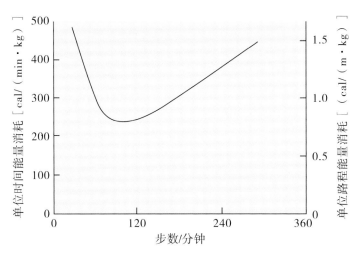

图 6.13   不同步速的能量曲线

耐力对于患者的活动能力和步行速度同等重要[287]。11.5min 内步行 300m 距离（1.56km/h）被 Lernier-Frankiel 等[232] 视为户外步行的标准[287]，这转换成长距离的步行速度为 1.6km/h。国际功能、残疾和健康分类（ICF，d4501）定义的长距离为 1km。6min 步行试验是测量步行耐力的简单测试方法（表 9.1）。

患者需要上面提到的两种能力以实现接近正常的活动能力，且能够主动参与活动。因此，在制定治疗目标时，应该注意训练的是两者中的哪一个。如果治疗目标是步行的耐力，那么患者必须接受耐力训练；如果治疗目标是行走速度，那么患者就必须进行速度训练。

步行耐力对于患者实现社会参与很重要。行走速度对确保户外活动能力至关重要，因为许多行人在过马路时，交通信号灯转换间隔需要 3.6km/h 的行走速度。这种规则使神经疾病患者包括许多其他不能够走得很快的人，很难参与到 ICF 定义的社会生活中。对许多患者来说，这样的要求是一个巨大的障碍，以致他们不再能够离开家，也很少有任何社会交往（图 6.14）。

能够以足够快的速度和足够长的时间在活动平板上行走，或走上、走下医院的楼梯过道，或者在物理治疗设施光滑地面上行走的能力足以确保有意义地参与社会日常生活。根据 Majsak[246] 描述的相同因素定律，在说一名患者步态康复成功之前，尤其是步行，其必须在与日常生活相关的情境中练习。这意味着要在不同类型的表面上行走，在拥挤的人群中、在

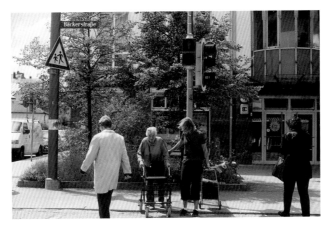

图 6.14　行人在交通信号灯处过马路

雨中和雪中练习行走也必须纳入治疗中。患者必须在能够耐受的极限范围内锻炼，并且治疗计划必须体现 shaping 的原则。

实用提示

户外步行

- 最低行走速度为 1.1m/s(3.96km/h)
- 步行距离大约 500m
- 行走时能够转动头部
- 能上下台阶和越过小障碍物或路边石
- 能携带物品

真正的活动能力还要有能够自信地登上公共交通工具（公共汽车和有轨电车）和自动扶梯的能力[287]。某些医疗卫生系统常常使门诊患者处于不利地位，例如，德国物理治疗师协会与健康保险基金双方之间的框架协议是有瑕疵的。这些协议规定治疗只能在批准的治疗机构、患者家中，或者在有条件的社会治疗机构中进行。当治疗师为了患者的利益进行户外步态训练发生人身伤害时，这些协议可能在治疗师的保险覆盖范围上会引起问题。

小　结

总而言之，成功的步态康复不能仅通过活动平板训练实现。相反，患者需要接受在日常生活中遇到的各种各样情境的训练。

活动平板和耐力训练

在活动平板上的耐力训练最好进行间歇训练。训练强度取决于各自的临床综合征（参见第 7 章）。在理想的状态下，训练时应该有脉搏监测。患者走的时间尽可能长久（Borg 量表），在理想状态下保持在各自的训练脉搏范围内，如果可能的话可通过运动心电图测量。然后，患者休息一会儿，直到脉搏跳动次数恢复到正常水平，然后继续训练。目标是提高步行耐力和（或）心血管系统的耐力。

活动平板和力量训练

当使用活动平板进行力量训练时，可以利用上坡来加强腓肠肌功能（图6.15）。偏瘫患者及其引起的不对称在活动平板上可通过在肩膀上放置长哑铃或重量杠进行训练（图6.16）。这有助于训练走路时的对称性和直立姿势。在活动平板上侧着走可以增强站立期的肌肉功能并有助于稳定髋部。这种锻炼还可以提供一个外部的注意焦点来校正足，因为向侧面迈步的足外展可自动地使足外翻。训练强度可以通过升高活动平板的倾斜度来增加，但应谨慎地增加倾斜度（图6.17）。

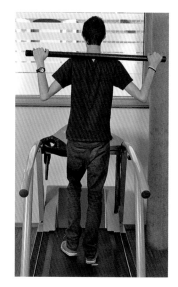

图6.16 患者在活动平板上用重量杠训练

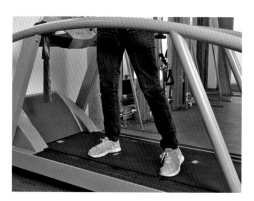

图6.17 在活动平板上侧向行走

活动平板和平衡训练

如果在活动平板上训练平衡功能，那么首先应确定患者平衡的主要问题是什么。如果患者面临的是闭眼的平衡问题，那么必须训练深感觉或本体感觉。训练时闭上眼睛（注意这在活动平板上非常困难）或同时上、

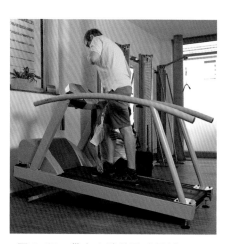

图6.15 带有上坡的活动平板

下或左、右变换凝视。如果患者不能支撑自身，必须确保一个额外的信息通道可以利用，以保证本体感觉和深感觉的训练影响最小。如果患者有脱手的问题，应在扶手上安置弹力带用来抓握，通常足以让患者完成治疗（图6.18）。同时进行其他运动或认知活动训练时，平衡也能在活动平板上得到训练。

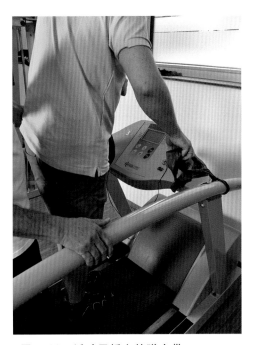

图6.18 活动平板上的弹力带

活动平板和双重任务训练

在活动平板上可以很好地进行双重任务或多重任务训练。患者可以边说话边行走。患者可以接球、看房间里的各种颜色或物体、倒数计数或计算，还可以躲避治疗师向活动平板上扔的沙袋，患者还可以携带物体或在周围移动物体（图6.19）。设计双重任务或多重任务不应受到想象力的限制。在这里再次强调，重要的是在患者耐受的极限范围内进行训练。

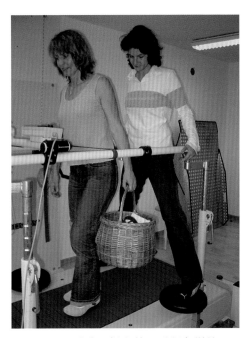

图6.19 活动平板上的双重任务训练

活动平板和速度训练

活动平板尤其适用于训练行走速度。速度依赖性活动平板训练（speed-dependent treadmill training, STT）是1999—2000年在Kreischa康复诊所发展起来的，并已经成为科学研究的课题[319-320]。使用这个训练系统，脑卒中后患者能够获得比使用其他活动平板训练方法更高的行走速度。除了脑卒中的患者之外，其他神经疾病患者也可以从 STT 中受益。

规范化的基于速度的活动平板训练总是包括脉搏监测，患者可以自主地随时中止训练。患者进行 10m 步行试验（表 9.1），随后以 10m 步行试验速度的一半速度开始进入大约 5min 的热身活动阶段。然后速度增加到在 10m 试验中达到的速度。患者保持这一行走速度持续 10s。接下来，增加一个完全恢复的休息期，以便患者接近或恢复到其静息的脉搏。如果患者掌握了在活动平板上的速度，并对此感到自信，接下来可尝试把速度提高 10%。患者应该再次保持这种速度持续 10s，然后休息使脉搏恢复到其静息时的状态。如果患者能够保持这种速度持续 10s，没有磕磕绊绊并感觉自信，然后速度再次提高 10%。在每次训练中，速度可以增加五次。之后，患者应该用剩余的训练时间（大约 10~15min）在活动平板上以他自己选择的速度行走。

如果患者不能保持速度持续 10min，有磕绊或感到不安全，则将速度降低 10%，而且只能在以后增加。在短暂的热身阶段之后，接下来的训练期以上次达到的速度开始。每次训练大约持续 30min。进行速度依赖的活动平板训练每周 3d，为期 4 周。结果表明所有的患者都能完全独立地行走。最大行走速度几乎达到原来的 3 倍。这也证明了在速度依赖性活动平板训练期间，在没有增加心脏负荷的情况下，患者得到了充分的心血管训练[260]。

当活动平板运行得更快时，患者也必须走得更快，这意味着患者必须进行强迫性训练。在地面上行走时，患者的主动性是决定性的。患者缺乏外部的注意焦点，隐形的刺激使其行走更快。

Hamzei 等表明以强制性运动疗法（CIMT）的方式进行步态训练可使慢性脑卒中患者所有的步态参数都得到改善（图 6.20）[161]。

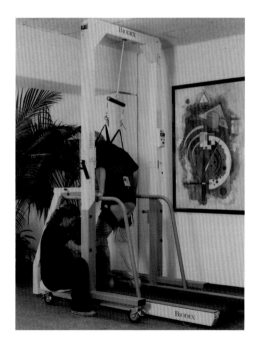

图 6.20 用体重支持系统保证安全进行强制性步行

痉挛状态使用活动平板

伴有严重痉挛的神经疾病患者，不管使用不使用体重支持，在活动平板上行走都可减轻痉挛，同时可提供躯干和下肢肌肉活动的功能性训练。最初，患者偶尔会表现出高度的痉挛。然而，这种痉挛通常会在走几步之后减弱。当患者疲劳并感觉无力时，身体会再次增加痉挛来应对这种无力。这是患者应该休息的信号。在短暂休息(1～3min)之后，患者可以恢复训练。

实用提示

如果患者不能向前迈腿，治疗师必须向前移动患者的腿(图6.21)。重要的是使其一只脚向前迈步超过另一只脚，使患者有行走的感觉。使用Pedago或Lokomat训练时，速度的设定也必须足够高以便给予患者"行走"的感觉。这大概与CPG的激活有关。

患者在活动平板上可以上坡、下坡、侧向行走，甚至可以向后走(图6.22)。

德国神经学会(German Neurological Society，DGN)指南"感觉运动障碍的康复"推荐那些已经能够走路的患者进行有氧运动平板训练[89]。靶心率(THR)的确定是通过借用心脏康复的训练模式：

靶心率 = (最大心率 - 静息心率) × 0.6 + 静息心率

$$[THR = (HR_{max} - HR_{rest}) × 0.6 + HR_{rest}]$$

静息心率的确定是通过测量晨醒后的脉搏，连续1周，然后计算每日的平均值。

最大心率是通过功率车测定来确定的。如果这种方法不可行，则使用下面的公式：

最大心率 = 180 - 年龄

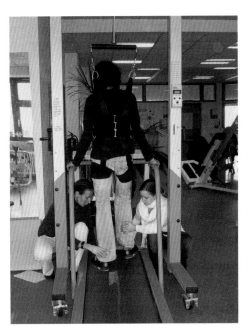

图6.21　治疗师帮助患者在活动平板上向前迈腿

如果患者服用 β 受体阻滞剂，THR应减少15～20次。训练必须包括脉搏监测。活动平板的速度和倾斜度在训练中逐渐增加，直至达到

THR。许多活动平板已经设计成适应这种脉搏控制训练的模式，以便始终能达到最佳心率。推荐住院患者进行为期 4 周每天 30min 的训练；推荐门诊患者进行为期 4 周、每周 3 次、每次 45min 的训练。

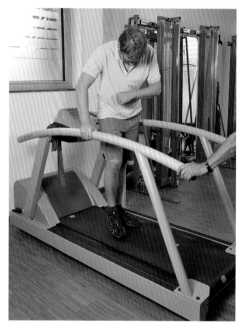

图 6.22　在活动平板上向后走

实用提示

根据 Mehrholz[263] 修订的 Karvonen 公式：

靶心率 = 静息心率 + [（220 - 年龄 - 静息心率）× 训练强度]

训练强度

· <35%：对耐力无影响。

· 40%：在耐力训练开始时，体力不佳的神经疾病患者的运动阈值较低。

实用提示

· 85%：体力较好患者的阈值较高。

下面的公式适用于接受 β 受体阻滞剂治疗的患者：

靶心率 = 静息心率 + |[（220 - 年龄 ×0.85）- 静息心率] × 训练强度|

6.2.2　功率自行车

活动平板发明后不久，法国生理学家 Elisée Bouny 于 1896 年发明了第一台功率自行车（cycle ergometer）。如今，功率自行车广泛应用于各类患者的康复，特别是在心血管康复方面。

质量良好、价格合理的功率车现在已应用于家庭中（图 6.23）。功率车常用于耐力或力量训练。现代功率车配备有涡流制动器。所有这些功率车都有不同的程序，可以在一个锻炼模式下进行连续的常数输出（例如 25W），或者进行脉搏控制锻炼。一旦患者躯干有足够的稳定性，就可以开始在功率自行车上进行训练。一些患者可以使用靠背式功率车（图 6.24）。

功率车的缺点是以瓦（W）为单位确定输出功率。这意味着当运动速度增加时，阻力减小，或反过来，当速度降低时，阻力变得更大。这在神经疾病患者的耐力训练上往往适得其反。

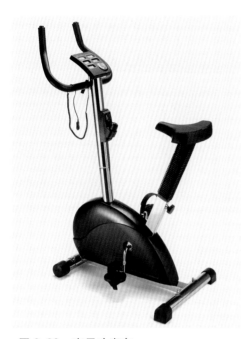

图 6.23　家用功率车

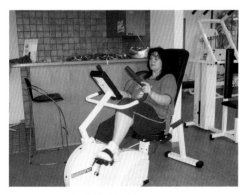

图 6.24　靠背式功率车

尽管有这个缺点，功率车仍可以很好地用于耐力训练。在理想的情况下，医师先做运动心电图以确定理想的脉搏控制下的训练强度。只要有可能，在功率车上训练耐力就应该包括脉搏监测。训练计划的靶心率通过运动心电图确定或与心血管康复中的靶心率相同。同样

的原则也适用于在活动平板上的耐力训练。力量训练也可以在功率车上进行，但主要推荐作为患者自己家庭训练计划的一部分。使用自行车训练器进行力量训练比功率车更有效。

6.2.3　上身功率车

许多神经疾病患者，尤其是使用轮椅的患者，需要良好的上肢、肩和颈部功能以确保独立性。下肢不能进行耐力训练的患者也可以用上身功率车来进行耐力训练（图 6.25）。上肢和肩带的力量训练是必要的，因为只有在上肢功能良好的情况下才能进行自身转移。

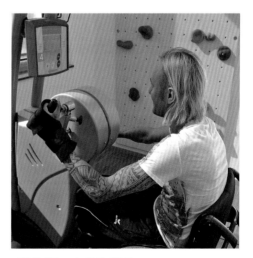

图 6.25　上身功率车

力量输出控制的训练

一般来说，在神经疾病中几乎不需要以瓦为单位的功率输出控制训

练。以功率输出控制的训练是为心血管病患者开发的。在这种训练中，当速度降低时阻力增加，以达到心血管系统负荷的恒定。在神经疾病中，这经常适得其反，因为在许多神经疾病患者中，肌肉早期疲劳，但为了耐力训练而需要保持阻力不变。这样的训练使用自行车训练器（cycling trainer）更可取（参见 6.2.5）。Mostert 和 Kesselring[274]在一份研究中显示，多发性硬化症患者通过 30min 自行车耐力锻炼，一周 5d 的个人负荷，为期 4 周疲劳得以改善。Pfitzner 等[305]也证实，多发性硬化症患者接受 12 次（每次 45min）为期 2 周的功率自行车耐力训练，根据改良疲劳影响量表（modified fatigue impact scale，MFIS）及扩展的残疾状态量表（expanded disability status scale，EDSS）的结果，疲劳得到明显改善（图 6.26）。

6.2.4 四肢联动训练机

四肢联动训练机（elliptical trainer）之所以如此称呼，是因为它的驱动系统。它有两个手臂杠杆，能使运动模式类似于北欧式行走（Nordic walking）（图 6.27）。Marshall 等[251]的一项研究发现，不可能使用该设备监视器上的功率输出控制四肢联动训练机上的训练。使用四肢联动训练机产生的实际物理输出是未知的。鉴于这个原因，制造商建议基础锻炼按照心率进行管理。

注　意

四肢联动训练机的优点是运动序列是熟悉的，手臂和腿同时运动为较弱的肢体提供支持。

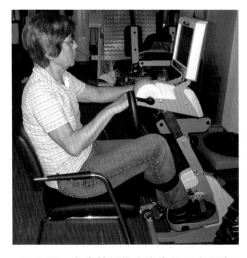

图 6.26　多发性硬化症患者使用自行车训练器训练

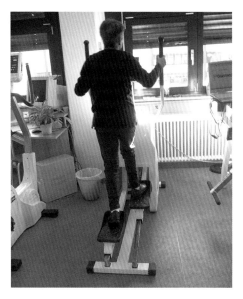

图 6.27　神经疾病患者在四肢联动训练机上训练

EX90 是一种强心四肢联动交叉训练机，具有超越其他四肢联动训练机的优势在于它允许从后面接近设备，并可锁定踏板臂。这使得受损严重的患者很方便地站上训练器(图 6.28)。

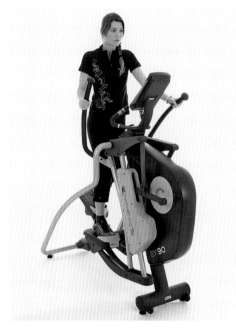

图 6.28　四肢联动交叉训练机 EX90。图片由德国石勒苏益格 Sport-Tiedje Gm-bH 公司友情提供

步幅长度也可以调整。四肢联动训练机如果可以使用脉搏控制模式也适合进行耐力训练。然而，有计划的训练几乎不可能做，因为负荷不能精确地设定。NuStep 是四肢联动训练机中的一个新产品，它是由靠背式功率车、四肢联动训练机和踏步机组合而来，(图 6.29)。它可用于全身运动，以及仅用于训练上身或腿部。还

推荐该设备用于老年患者或神经系统严重受损而无法以站立位使用四肢联动训练机的患者。智能化设计使用户能够非常方便地登上 Nustep，即使是严重障碍的患者。座位可以 360° 旋转，臂和腿的连杆可单独调节，像用于手臂和腿的固定系统那样。Nustep 的缺点是功率输出控制以瓦为单位，训练时不能关闭功率输出控制。

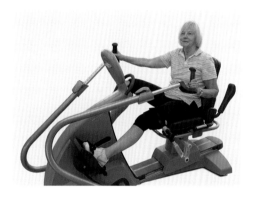

图 6.29　NuStep 装置。图片由德国弗莱堡 Physioaspect Linke GmbH 公司友情提供

6.2.5　自行车训练器

自行车训练器(cycling trainer)可从制造商 Reck(MOTOmed)或 Medica(Theravital)获得。自行车训练器优于功率车之处在于它们可以被精确地调节，可以有也可以没有功率输出控制(图 6.30)。

严重受损患者的一个重要特征是运动可以由电动辅助，从而可以进行

被动运动。尽管如此，但重要的是治疗师始终应该设定一个轻微的阻力，不仅可进行被动运动和减轻痉挛，还可以激活和加强肌肉。在存在肌肉张力过高的情况下，交替运动有助于调节张力。

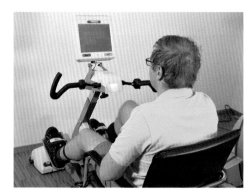

图 6.31　用自行车训练器进行对称训练

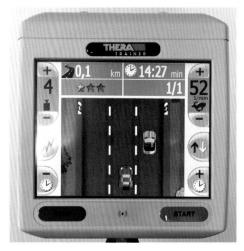

图 6.30　带反馈的自行车训练器

视觉控制及左右对比也适用于自行车训练器（图 6.31）。对称性训练至关重要，特别是对于偏瘫或功能不对称的患者，如果没有这个视觉控制，患者就可能以健侧腿代偿完成主要活动。因此，即使是用自行车训练器，也应该提醒患者不要只用一条腿做推拉的动作，而未锻炼无力的腿。

训练下肢时，为了减少给患者对称的错觉机会，瘫痪较轻侧捆绑足部的带子应该保持在打开的状态（图 6.32）。这种对称性训练对于上肢也很有必要。

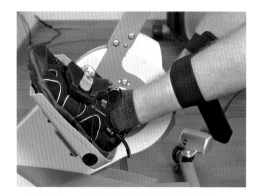

图 6.32　自行车训练器上的足绑带

带有尼龙搭扣固定手套的自行车训练器适合手臂瘫痪患者的训练（图 6.33），同样，手臂托板使手臂瘫痪患者能够无痛地使用自行车训练器（图 6.34）。

注　意

同样的规则也适用于上肢。即使肢体采用电动辅助运动也总比没有运动好。

如果患者有疼痛，治疗师应该知晓最好的缓解方法。例如，肩痛可以用适当的绷带，比如 Otto Bock 公司出品的 Neurexa 或夹板，通过改变初始位置或通过胶带粘贴来缓解疼痛（图 6.35）[281]。

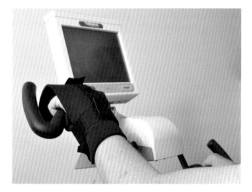

图 6.33 瘫痪手用的手套

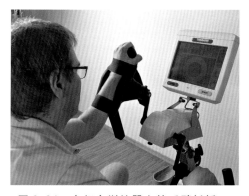

图 6.34 自行车训练器上的手臂托板

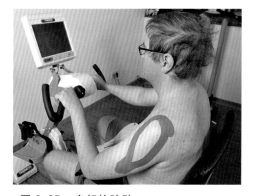

图 6.35 肩部的胶贴

自行车训练器应该总能提供上肢和下肢训练的机会。即使对于没有手臂问题的神经疾病患者而言，如果患者使用拐杖或助行器或坐轮椅，肩周训练也是极其重要的。下肢自行车训练器对于那些不需要行走辅助及没有肩带问题的患者也许是足够了。

痉挛患者采用自行车训练器训练在激活肌肉和加强肌肉的同时也使肌张力正常化。自行车训练器中的交替运动能够快速有效地使肌肉张力正常化。如果设置阻力，它也能实现肌肉组织的功能性激活。

共济失调患者也可从自行车训练器的训练中受益。共济失调患者的训练通常使用相对较强的阻力和较高的速度。增加共济失调患者的难度意味着更慢的速度和更小的阻力。

实用提示

游戏

在开发新一代自行车训练器时，设计工程师更喜欢在神经疾病康复和老年康复上加入视觉控制和反馈控制（图 6.36）。现在的自行车训练器能提供大量的运动游戏，甚至允许两个或更多玩家互相比赛。

用自行车训练器训练手臂和腿时产生的交替运动可减轻痉挛，也可提供功能性的力量训练和耐力训练。

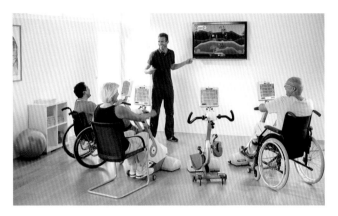

图 6.36　用自行车训练器进行小组训练。图片由德国霍赫多夫 medica Medizintechnik GmbH 公司友情提供

自行车训练器还可用于严重功能障碍的患者，因为其既可以进行主动运动也可以进行被动运动。当前的技术已经非常先进，可以很容易地设置训练参数。目前自行车训练器能提供许多不同形式的训练，其中一些是：

·主动训练：由患者用自己的肌肉力量进行训练（像用功率车那样）。

·辅助训练：用残余肌肉力量进行训练（动力辅助来代偿内在活动的不足）。

·被动训练：没有残余肌肉力量的训练（动力运动手臂或腿）。

·对称训练：左侧或右侧障碍腿的训练（如脑卒中患者）。

对于偏瘫患者，脚不应该被固定，因为用正常腿拉动可以给患者以对称的错觉。由于这个原因，健侧腿不应该被固定。人们还可以通过在足跟和足弓之间放置一个乒乓球来尽量纠正患者偏爱使用正常腿的习惯。

所有自行车训练器都有痉挛检测功能。当痉挛发作时自行车训练器即可停止，反转运动方向以解除痉挛状态，然后开始再次运动。

重要的是，患者可以有规律地独自训练并持续较长一段时间。Dobke 等[95] 阐明脑卒中患者在家使用自行车训练器进行规律训练（每天至少两次，每次 10min，持续超过 4 个月）是有益处的，患者在这期间可使活动能力、生活质量和操作水平均得以改善。

在另一项研究中，Ridgel 等[336] 证实，以 90r/min 进行自行车训练器训练（MOTOmed viva 2 帕金森型，由 Reck 公司制造）可以改善帕金森病患者的僵硬、震颤和运动不能。Laupheimer 等也阐明用 MOTOmed viva 2 以 90r/min 的速度进行每天

40min 训练双腿超过 10 周，不仅改善了帕金森病患者的步态，也改善了其手功能的精细运动（图 6.37）[228]。

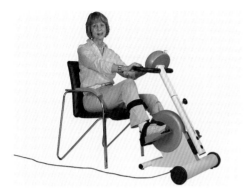

图 6.37 MOTOmed viva 2 帕金森型自行车训练器。图片由德国巴特森威勒 RECK-Technik GmbH & Co. KG 公司友情提供

6.2.6 踏步器

踏步器（stepper）可模拟上楼梯动作（图 6.38）。该运动顺序容易学习，同样的原则适用于四肢联动训练机的控制训练，重要的是在踏步器上的耐力训练应始终要有脉搏监测[251]。

用踏步器训练肯定会增加下肢力量。然而，训练只能根据 Borg 量表进行控制训练。Haptic Walker 是一款新研制的踏步器。它可以用来训练上楼梯，甚至康复早期的步行及用于严重功能障碍的患者（图 6.39）。Haptic Walker 最初的原型机是 Hesse 教授领导的工作小组与 Fraunhofer 生产系统及设计技术研究所在 2000 年开发的，Hesse 教授后来与瑞士 Reha Technolo-gies 公司一起开发了 G-EO。Hesse 等在两项研究中阐明了 G-EO 的功效（图 6.40）[175,177]。G-EO 进一步发展，目前已经有几种不同的型号。G-EO System Evolution 目前已实现了步态训练的多种选择，包括在平面上行走、局部运动、上楼梯、下楼梯、智能控制及视觉场景。

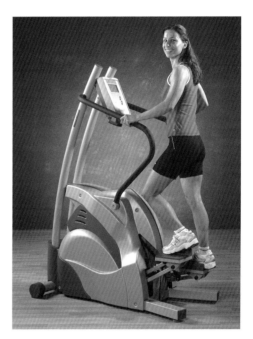

图 6.38 患者用踏步器训练。图片由德国皮尔马森斯 ERGD-FIT GmbH & Co. KG 公司友情提供

Erigo 是由 Hocoma 公司开发的使患者适应直立姿势的设备，甚至可用于康复早期（图 6.41）。Erigo 可连续调节，能使患者从仰卧位带起到 80° 的站立位。患者经历循环负荷和去负荷的下肢强化运动疗法，同时还有非

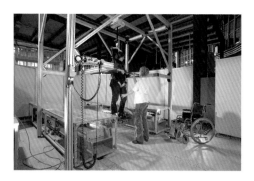

图 6.39 Haptic Walker 装置。图片由 Fraunhofer 生产系统及设计技术研究所友情提供

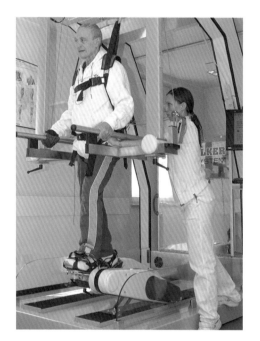

图 6.40 G-EO System Evolution 2010 G-EO 系统。图片由瑞士 Reha Technologies 友情提供

常有效的循环系统训练。这种腿的生理性循环运动可以根据需要对每个患者进行调节，并最大限度地减少血压降低的风险。Erigo 功能性电刺激

（FES）可进一步改善下肢的血液循环。用 Erigo FES 进行刺激与腿的循环性运动完全同步。治疗师通过 Erigo 的触摸屏，很容易控制多达八个的 FES 通道，以使它们符合患者的需求和能力[64]。

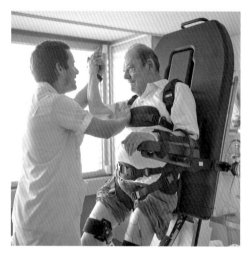

图 6.41 Erigo 装置。图片由瑞士沃克茨维尔 Hocoma 公司友情提供

6.3 肌力（力量）训练

在过去几年里，越来越多的研究都是以神经患者肌力训练（strength training）为课题。过去普遍认为肌力训练会引起痉挛加重。事实上，即使在今天偶尔也有人支持这种观点。然而，迄今为止，还没有一项研究能证明这种肌力训练会增加痉挛。相反，所有的研究表明，肌力训练可引起痉挛的减轻和日常生活活动的改善。

Pak 等[292]在一项综述中评估了肌力训练研究并且得出了相同的结论。Frommelt[138]从这项研究中推断，是自主运动战胜了痉挛。Frommelt[138]还描述了 Pak 和 Patten 推荐的脑卒中后偏瘫患者肌力训练的参数(表 6.1)。

关于不同临床表现的肌力训练信息将在第 7 章阐述。

表 6.1　神经疾病患者的肌力训练

训练参数	推荐
肌力训练的阻力强度	一次重复达到最大阻力的 60% ~80%
锻炼的类型	增加的不仅是力量，还有速度
重复次数	每个锻炼任务 8 ~10 次，最多 12 次
锻炼任务数量	每小时训练 3 个任务，每个任务重复 8 ~10 次
每周训练次数	至少 3 次
训练周期	6 ~12 周
医学禁忌	如果有指征，在训练前由内科医生或心血管专家做临床检查和动态心电图
训练类型	用设备训练或步态训练

6.3.1　腿蹬踏训练器

神经康复中的腿蹬踏训练 (leg press) 的体位应该调整成使患者的体位接近于生理性行走时的体位 (图 6.42)。这意味着患者在腿蹬踏训练器上的体位应该尽可能放平，这样可以在伸膝训练时髋关节也接近最大限度的伸展。

向心性和离心性训练也可应用于腿蹬踏训练中。肌肉耐力和最大肌力是腿蹬踏训练的目标。就患者的活动技能而言，这种设备主要有助于增加肌肉耐力。要具备真正的活动能力，患者必须发展有足够的力量和肌肉耐力，以使其能够上下几段楼梯。上下楼梯时需要用一条腿支撑身体进行向心性和离心性多次移动身体的能力 (图 6.43)。

伸膝训练应该在软脚垫上练习以改善本体感觉 (图 6.44)。应特别注意要对准腿的轴线。必须指导患者将腿保持在外旋位，如果大腿处于内旋位，则训练效果不佳。在膝关节之间放一个软球，并指导患者不要挤压该球将有助于训练；或者，可以围绕膝关节系一个低阻力的弹力带，然后指导患者保持弹力带上的轻微张力 (图 6.45)。

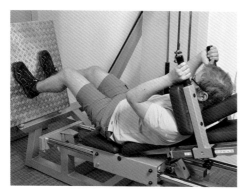

图 6.42　腿蹬踏训练器

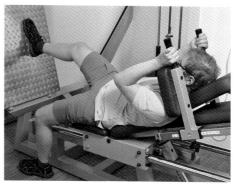

图 6.43　一条腿蹬踏训练

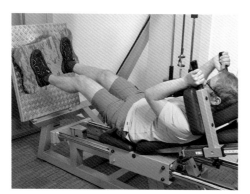

图 6.44　用一个运动垫作腿的蹬踏训练

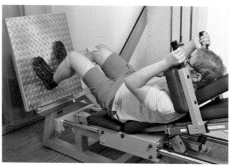

图 6.45　腿蹬踏训练时保持正确的腿轴向对位

（参见第 6.6 节）。

神经疾病患者，尤其是那些肌力不对称的患者，必须只用一条腿练习。例如，脑卒中患者总喜欢使用健侧，以致患侧没有得到有效的力量训练。几乎所有的神经疾病患者都有功能不对称的表现，较弱的一侧需要更大强度的训练。患者必须能够重复该运动 8～10 次。

6.3.2　攀岩墙

攀岩墙（climbing wall）是进行功能性力量训练和伸膝训练的理想设备

6.3.3　反向蝴蝶

蝶形装置是健身中心最受欢迎的力量训练设备之一，因为它可以训练胸肌。在神经康复中胸肌倾向于高张力。更重要的是，对于日常生活活动来说，胸大肌是拮抗肌，是菱形肌和其他上胸背部区域和肩及颈部区域肌肉的拮抗肌。这些后面的肌群可以使用反向蝴蝶（butterfly reverse）装置达到非常好的训练效果（图 6.46）。

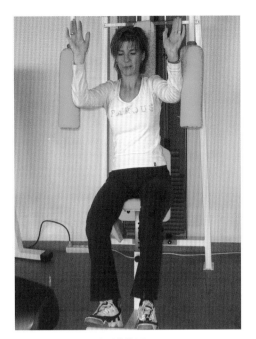

图 6.46 反向蝴蝶装置

训练的重点是激活肩胛部肌肉。使用的重量应该充分地让患者进行缓慢而均匀地运动。运动应该由肩胛部肌肉发力。训练强度在增加重量之前可通过逐渐增加重复次数或连续次数而增加。

6.3.4 垂直高拉机

前后躯干肌肉都可以使用垂直高拉机（vertical lat-pull machine）进行训练（图 6.47）。要在这上面训练，患者的躯干必须在端直坐位上有足够的稳定性。当垂直轴线位于重心的前方时，前面的肌肉得到训练；当垂直轴线位于重心的后面时，后面的肌肉得到训练（图 6.48）。当要提拉的重量

较轻时训练躯干更好，因为训练不是为了加强手臂力量。

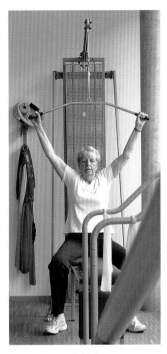

图 6.47 高拉机

6.3.5 重量杠

重量杠（weight bar）是一种很好的辅助工具，应该用于每一所物理治疗机构。因为这些东西相对便宜，患者也可以购买在家里使用。

重量杠适用于许多锻炼。其直径较大使得它们对大多数患者来说比长哑铃更容易抓握（图 6.49）。重量杠有不同的重量。行走时在肩上携带重量杠可刺激患者保持直立姿势。

使用重量杠和长杠铃的注意点：

·躯干上的重量杠或长杠铃可改

善患者的直立姿势；如存在躯干不对称时，它也可以改善躯干的对称性。

· 在活动平板上带重量杠或长杠铃行走可改善躯干的对称性（图6.50）。重要的是在肩膀上要放置足够的重量。

· 患者存在躯干不对称时，还可以带重量杠或长杠铃跳跃以提高他们的整体力量（图6.51）。

· 患者还可以进行膝关节深度屈膝或在支撑期以脚趾站立以增加力量（图6.52）。

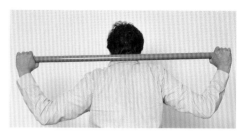

图 6.49　重量杠

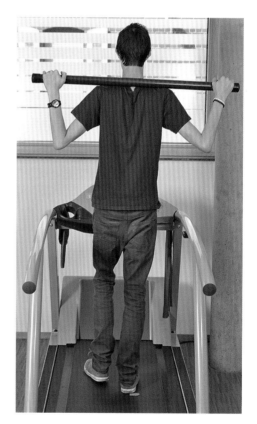

图 6.50　患者在活动平板上带重量杠以改善对称

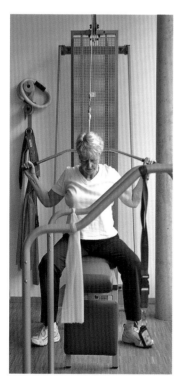

图 6.48　用高拉机训练后面的肌肉

6.3.6　长杠铃

即使没有重量，长杠铃（long barbell）对于许多神经疾病患者来说也是过于沉重并难以抓握的（图6.53）。

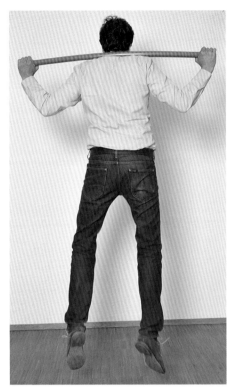

图 6.51　带重量杠跳跃

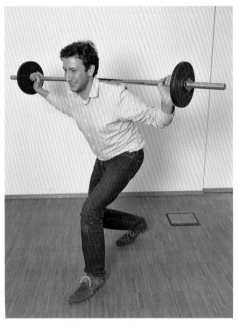

图 6.52　带长杠铃尝试弯曲膝关节

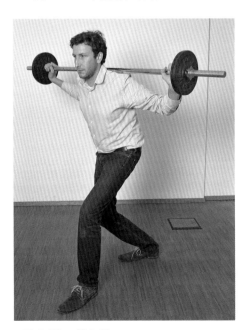

图 6.53　长杠铃

6.3.7　短杠铃

短杠铃（short barbell）可以很好地应用于许多神经疾病患者，使其进行很多种锻炼，虽然它们只是训练单个肌群。

6.3.8　膝伸肌和屈肌训练

我们认为，坐位用膝屈伸训练机从 90°屈曲开始训练不适合神经疾病患者。许多这类患者都有腘绳肌缩短的问题，其在坐位主动伸膝时会引起膝伸肌的反应性抑制（图 6.54），这种抑制使伸膝训练基本无效。腘绳肌被良好拉伸的患者可以有效地在膝屈伸机上练习。如果患者能仰卧在膝屈伸机上训练大腿屈肌（图6.55），该机即可作为腿蹬踏器的替代设备，尽管它对训练伸膝的效果可能要差得多。

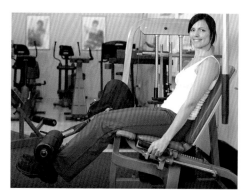

图6.54 膝屈伸机训练

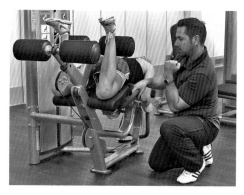

图6.55 用膝屈伸机训练大腿屈肌

6.4 平衡训练

因为负重面积小及重心过高，直立位站立和行走自然都不是稳定的姿势。很多因素都会影响或打破这个脆弱的平衡，特别是在神经疾病患者中，很多不同的原因都能引起平衡问题。平衡训练必须考虑其原因，以找到有效合适的训练。

神经疾病患者平衡问题的原因包括：

· 深感觉受损

· 感觉缺失

· 身体重心后移时足背屈无力

· 复视

· 痉挛

· 瘫痪

6.4.1 平衡训练器

平衡训练器（balance trainer）能部分或完全地代偿患者执行安全和动态的站立姿势（图6.56）。平衡训练器能够进行个体化调节，使每名患者都能完成有效的平衡训练，以及躯干和腿的力量训练。平衡训练不仅可以在冠状面进行，而且也可以在矢状面进行。

用平衡训练器也可以进行靶向疗法，尤其是在与监视器组合使用时可以提供视觉反馈的情况下（图6.57）。用适当的软件和运动传感器，患者可以做不同的游戏，做游戏时他们可以通过移动身体重心来控制图像。这些游戏是激励患者的一种有效方式，甚至可以让患者自己进行训练。

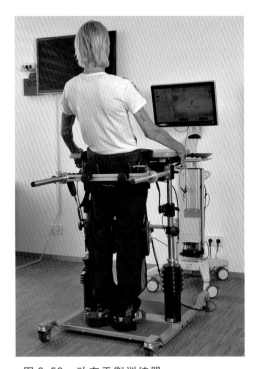

图 6.56　动态平衡训练器

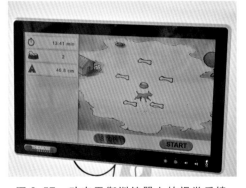

图 6.57　动态平衡训练器上的视觉反馈

患者前后左右移动的范围必须在平衡训练开始之前决定。然后输入运动的最大值，甚至允许患者以非常小的运动范围在平衡训练器上完成所有的运动任务。系统自动存储所有的参

数，包括即时的测量值和训练值。这样可以保存非常完整的文档记录，能很容易地快速编程来增加难度。视觉预设可用于倾斜综合征（pusher syndrome）或忽略症患者的特定训练。

平衡训练器的可调阻力弹簧具有几种不同的设置，使患者在训练时根据阻力设置的高度决定是训练活动能力还是训练力量。低阻力设置最适合训练平衡，而高阻力设置主要是用于加强力量（图 6.58）。

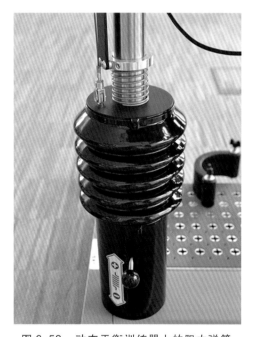

图 6.58　动态平衡训练器上的阻力弹簧

6.4.2　太空陀螺

太空陀螺（SpaceCurl）是一种像陀螺仪那样工作的三维训练和治疗机器。使用者在机器上站直，通过自己

运动或移动自己的身体重心在三个平面上运动（图 6.59）。第一台这种类型的机器是在德国为训练飞行员而研发的。美国航天局（NASA）也使用类似的设备训练宇航员。在医学上，太空陀螺主要作为脊髓三维功能训练的治疗装置，很少用于治疗神经系统障碍。太空陀螺的运动可用来加强肌肉和训练、改善或恢复本体感觉和协调性。

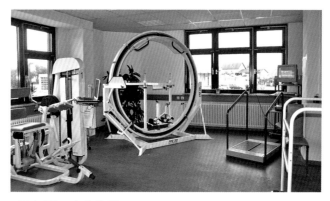

图 6.59　太空陀螺

患者通过足固定系统和骨盆垫固定在系统中。有严重功能障碍而在无支撑时无法站立的患者可以使用太空陀螺，借助特殊的附件保持患者膝关节伸直。通过重心在足跟和足前的变换，使一个单独的环前后运动。启用第二个环会增加左右运动成分。

只有患者转移自己的重心，这个平面才能产生运动。通过足站台提高重心可以在平衡与力量训练之间改变重点。

患者在太空陀螺中得到即时的前庭和视觉反馈。太空陀螺的缺点是患者需要在帮助下才能进出机器。还有，患者自己不能在单个平面上运动。尽管如此，太空陀螺对于神经疾病患者来说仍是一款理想的设备。可以专门指导脑卒中患者使用受累的患侧。环的位置可以清楚地表明患者在这个活动中的完成能力。

根据治疗师的指导，患者也可以通过稍微向后转移身体重心来训练足背屈肌。这引起了整个前面肌肉链的反应，特别是胫前肌，从而得以保持姿势。所有这些都发生在类似日常生活和外部注意焦点的条件下，因此符合运动学习原理（参见 5.2 章节）。

共济失调患者能以受控的、协调的方式在太空陀螺中练习转移他们的重心（图 6.60）。如果患者以低重心站在太空陀螺中，他们必须克服更大的阻力来转移他们的重心。对于共济失调患者来说，这比没有阻力更容易。如果治疗师想要增加对共济失调患者的要求（shaping），患者就应该提高身体的重心。甚至轻微的负载变化也将引起在运动中大的偏移。

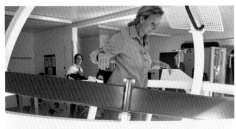

图6.60　太空陀螺，左右运动

类似的方法可用于倾斜综合征患者，迫使患者立即从前庭和视觉反馈中形成解决策略（图6.61）。由于足是固定的，患者处于受控制的状态，并接收关于他们身体重心即时的视觉和前庭反馈。

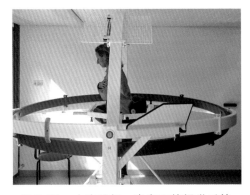

图6.61　太空陀螺，来自环的视觉反馈

> **注　意**
>
> 　太空陀螺训练的巨大优势是，除了以最佳条件运动学习外（外部的注意焦点和反馈），治疗师不需要对治疗中的患者进行推拉，患者接受的是即时的反馈。

6.4.3　物理垫

物理垫（physiomat）是计算机化的整体测试和训练机，可以用来训练平衡、协调、注意力和力量。物理垫类似于三维疗法的陀螺仪，具有可调节的阻力和视觉反馈。也可以使用一个振动器板，提供连续可调的可以随时被激活或失活的振动。物理垫有许多锻炼程序，为患者提供不同类型的像游戏一样的任务，有助于增加患者的主动性。物理垫还可以记录并提供可视化的针对患者在训练中进展的数据。它还可以为手臂配备一个适配器，供坐着的患者使用。

6.4.4　静态平衡仪

静态平衡仪（posturomed）是一种带有不稳定站立面的训练机器，提供本体感觉和运动感觉训练。Müller等[278]研发了一种用静态平衡仪测量运动感觉训练的成功方法。静态平衡仪主要是作为髋和膝关节受伤和（或）手术的患者而开发的训练设备。即使是神经疾病患者也可以很容易地用静态平衡仪进行平衡训练。

静态平衡仪三面的栏杆确保了患者的安全。将拉力带固定到栏杆上可以为患者提供一个半约束的选择，这避免了抓握栏杆的外部感觉输入。

静态平衡仪可用于多种多样的治疗场合。可以与垫子组合使用，康复良好的患者使用静态平衡仪甚至也可能是一个真正的挑战。患者可以在双重任务中训练平衡，例如：抛接两个或更多的球，睁眼或闭眼练习，一边练习一边把头前后转动或者上下活动。

同样，在静态平衡仪上，对患者来说重要的是在他们的耐受极限内训练。静态平衡仪不仅应该用于训练平衡，还可以用于力量和灵巧训练。例如，站在静态平衡仪上的一个或两个垫子上，患者可以迈出一只脚触地，然后马上回到开始的位置（图 6.62，图 6.63）。康复良好的患者也可以在静态平衡仪上跳跃，然后尽快恢复静止位置的稳定（图 6.64）。

6.4.5 各种垫子

许多制造商可以供应压缩力范围很大的垫子。这些垫子可用于平衡任务和增强患者的协调和注意力的技能。这些垫子的缺点是患者很快就能够适应。如果治疗师以随机顺序让患者执行许多不同的任务，这个缺点的作用就会减小。

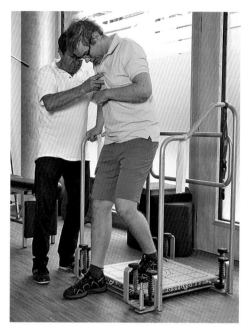

图 6.62　静态平衡仪，迈步开始位置

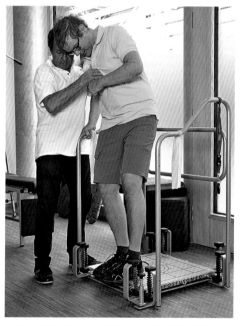

图 6.63　静态平衡仪，迈步终末位置

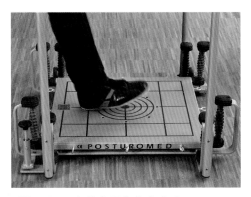

图 6.64　在静态平衡仪上跳动

6.4.6　水　龟

水龟（terrasensa）是一种凹凸不平的地砖，可以根据需要延伸。因此，它提供了一个可变的高度可用于神经肌肉感觉运动系统的训练。与其他软垫相比，患者对水龟地砖表面不熟悉，因为水龟地砖的无规则性每次都对患者产生不同的感觉输入。水龟地砖的表面有不同的凹凸形状。水龟地砖可以很好地与其他用于感觉运动训练的设备组合使用。患者可以同时进行抛接球，或进行向前、向后或侧向行走的双重任务训练（图 6.65，图 6.66，图 6.67）。

6.4.7　测量 – 治疗 – 记录仪

测量 – 治疗 – 记录仪（measurement，therapy，documentation，MTD）可提供大量的测量、训练选项（图 6.68，图 6.69）。患者站在两块坚固的测量台上，这表明大多数神经疾病患者都可以使用 MTD。患者必须能

够在最小的支持下自己站立。

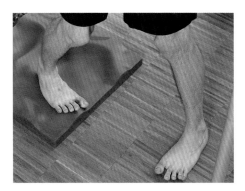

图 6.65　在水龟地砖上行走

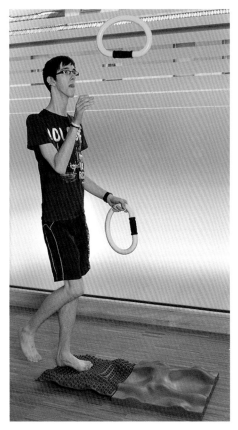

图 6.66　在水龟地砖上抛接物体

这个装置的优点包括它广泛的应

用谱和精确的测试。该设备在所有年龄组的患者中都很受欢迎。通过以游戏形式进行不同的活动，增强了患者的进取心和主动性。如果开发人员能够扩大患者使用 MTD 治疗性游戏的范围，其对治疗将更有帮助。

训练的产品。通过适当的软件，训练的难度可以逐渐增加。患者既可以坐位训练也可以站立训练。运动传感器对于软件和软件本身与其他制造商的设备是兼容的，例如 Holz-Hörz 公司提供的产品。

6.4.8　Sensamove 系列产品

Sensamove 公司提供了各种平衡

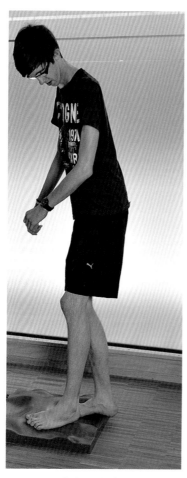

图 6.67　在水龟地砖上向后行走

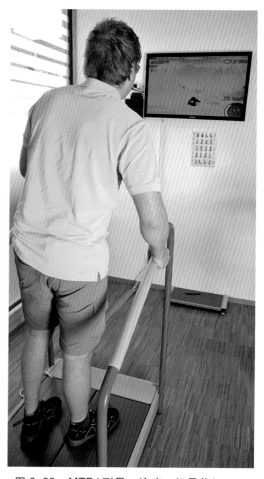

图 6.68　MTD（测量 – 治疗 – 记录仪）

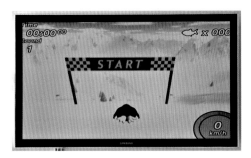

图 6.69 MTD 监视器

6.5 振动训练

Jean-Marie Charcot（1825—1893），法国生理学家，早在 19 世纪就描述了振动对人类的治疗作用。他观察到：帕金森病患者乘坐马车在当时并不十分平坦的道路上旅行后，其症状有所改善。

振动对运动力量的影响是已发表的研究中颇有争议的主题。一些研究表明 3 周内力量最高增加可达 50%，而其他研究则表现出在类似训练情况下力量没有或只有轻微增加[155]。

振动训练也称为全身振动（whole body vibration，WBV）。身体对这种运动的反应取决于几个不同的变量。其中振动板运动起着重要的作用，另外还有振动板的运动幅度。第三个因素是与作用于身体上的振幅一起作为加速力量的频率。我们认为，频率是训练效果的决定性因素。训练持续不应超过 3min，然后休息 1min，重复 3 次。

振动器装置应始终用于双重任务或多重任务训练的范畴。这意味着患者不只是站在振动器上，还应该进行一些其他活动，例如转动头部、闭上眼睛、重心从一条腿上转移到另一条腿上、从一条腿触地跳到另一条腿触地（康复良好的患者）、单腿站或者抛接物。

> **注　意**
>
> 发热类疾病是全身振动的绝对禁忌证。全身振动的相对禁忌证包括血栓形成、术后早期、近期的移植或骨折、急性炎症、急性肌腱病、急性疝气、急性椎间盘病、急性期伤口或瘢痕、活动期骨关节炎和关节病、怀孕、急性偏头痛、类风湿关节炎、癫痫、胆管结石和泌尿系统结石及恶性肿瘤。

Burkhardt 在文章中列出了不同频率效应的表格。然而，他仅列出了带有跷跷板或垂直系统的设备（表 6.2）。Ritzmann 等[342] 研究表明从一侧到另一侧的交替振动产生了更明显的肌电激活，其领先于同步振动。然而，Van Nes 等[415] 发表的一项研究显示，WBV 用于平衡和日常生活活动方面，与对照组［每周训练 5d，持续 6 周，每隔 45s 4 次间断休息，在伽利略（Galileo）900 上，3mm 振幅，频率 30Hz］相比，未能证明其有效性。

表 6.2　伽利略系统和垂直系统效果的比较

频率	伽利略系统	垂直系统
5～8Hz	**平衡和本体感觉改善**[46]	不可能
10～15Hz	**灌注改善**[204] 肌张力降低 关节松动 松解粘连和瘢痕组织 伤口愈合更快	不可能
15～20Hz	**肌肉力量提高**[29,46,264,377] **协调性改善**[29,46,341] 压力性失禁改善[422] 便秘改善	不可能
20～30Hz	**骨密度增加**[60,340] **肌肉力量改善**[29,40,209] **协调性改善**[29] **灌注改善**[114] **内分泌变化**[41] **平衡改善**[40,209] **慢性腰背痛减轻**[204] 肌张力增加 活动能力改善 神经刺激	（仅适用于某些型号） **肌肉力量改善**[41,53] **内分泌变化**[40] 肌张力增加 灌注改善 活动能力改善 神经刺激
>30Hz	要求使用30Hz以上的频率。请注意制造商不建议这样做	**骨密度增加且肌肉力量改善**[79] 肌张力增加 灌注改善 活动能力改善 神经刺激

注：研究中显示的效果以粗体显示，制造商提到的其他作用见普通字体。资料来源：Burkhardt A. Vibrationstraining in der Physiotherapie-Wippen mit Wirkung. Physiopraxis，2006，9：22－24.

6.5.1　随机共振疗法

随机共振疗法（Stochastic resonance therapy，SRT），以前被称为Zeptor，是由法兰克福大学体育科学研究所Schmidbleicher和Haas开发的。随机共振治疗时，两块板分别随机地在三维空间振动。开始的频率为1Hz，并且能以0.1Hz的增量增加。Schmidbleicher和Haas在发表的研究中阐述了不同组别的患者使用Zeptor治疗的效果。在2002年，他们发表了一项研究，阐述了采用Zeptor振动训练治疗帕金森病患者的即时作用。在4mm的振幅、频率4~6Hz（每分钟5次）的治疗之后，他们不仅观察到了各种步态参数的改善，精细运动协调测试也得到改善。这种效果持续2~48h。有20%的患者没有观察到效果[156]。从而推断使用Zeptor治疗帕金森病具有额外的积极作用[407]。

6.5.2　伽利略和波涛系统

伽利略系统（Galileo）是一个跷跷板振动系统，由一个两边交替上下移动的板组成。新一代伽利略机器的开始频率为5Hz。振动是连续的，并且幅度可以通过患者的脚放置靠近中心或远离中心而改变。

波涛系统（Wellengang）进一步发展了跷跷板技术。这是一种弹性悬挂系统，其在中心轴灵活地支撑训练平台，增加了跷跷板运动的横向偏移。频率可以降低到1Hz，也可以实现随机地轻微降低偏移。这让神经系统变得更难于对振动产生耐受性。

6.5.3　动力板

动力板（power plate）是使用同步振动的振动板，振动由频率为25~50Hz的上下运动组成。没有科学研究证明其对神经功能障碍的患者有效，即使在厂家的网站上也没有。

6.6　攀　爬

攀爬，就像走路一样，是一种基本的运动模式。训练负荷可以不断地适应患者的个体操作水平。这种对运动能力的灵活适应和低高度的攀岩墙能有效消除或至少能显著降低受伤的风险。

治疗性攀爬是一种改善身体缺陷的治疗形式之一。平衡性、灵活性、协调性和力量都会得到提高，注意力和知觉、创造力及自信也会增加。患者用的攀岩墙高度与房间一样高。治疗性攀爬训练只是运动攀岩的部分程序。然而，神经疾病患者也可以在体育中心爬攀岩墙。

Kern在一项研究中阐述了攀爬对多发性硬化症患者的积极作用[203]。Velikonja等在一项研究中阐明，运动攀岩改善了多发性硬化症患者的疲劳，但对痉挛没有效果[418]。Lazik[229]在发表的一篇文章中阐述，经过 6 周 12 次治疗后，治疗性攀爬对脑卒中患者的运动功能具有积极效果。

6.6.1 攀岩墙（巨石墙）

攀岩墙对所有物理治疗诊所或康复设施都是一种有效的、经济上划算的投入。攀岩墙几乎适用于所有的患者，即便是有严重障碍的神经疾病患者也是如此。攀岩墙是训练神经疾病患者腿部力量的一种理想设备。股四头肌的力量可以在短期的功能训练中得到非常有效的加强。通过与攀岩墙触觉接触的外部关注焦点，患者能自动地保持腿外旋。

肋木不能代替攀岩墙。肋木与攀岩墙的不同之处在于患者存在从肋木横杆上滑落的风险，腿也不能在肋木上取得适当的功能位。攀岩训练使患者能利用熟悉的运动模式并进行全身的功能性训练。

6.7 用于神经疾病患者训练的小型设备

许多小型设备也可用于神经康复的治疗性锻炼。

6.8 走扁绳

走扁绳（在软绳上保持平衡）是美国 Yosemite 国家公园 20 世纪 80 年代由登山者 Adam Grosowsky 和 Jeff Ellington 发明的。走扁绳是在悬挂的大约 3cm 宽的长扁平带上保持平衡。刚开始尝试通常会引起承重腿不受控制的振动。走扁绳已经变得非常流行，在公园里经常可见到年轻人在不稳定的扁长织带上走来走去。目前有许多顶尖运动员在扁绳上训练注意力、协调性、稳定性及平衡力。

医学界专家也注意到了这项运动。一些治疗师和诊所使用长扁绳作为治疗某些疾病的设备。任何年龄段的颅脑损伤、脑卒中、多发性硬化症或帕金森病患者都可从这种治疗形式中受益。

治疗的决定性因素是应用于扁绳的初始紧张度，它决定了在动态负载下扁绳移动的振幅和频率；另一个重要因素是扁绳的长度。开始可用一条短的扁绳（小于 5m），振幅保持较小幅度，扁绳越长，振幅越大，尤其是在扁绳的中间振幅最大。扁绳的长度和紧张度可以根据治疗的目的而改变。如果治疗的重点是腿部力量，应该选择一条短而紧绷的扁绳。如果重点是训练平衡，应该选择一条长而松弛的扁绳。

在治疗开始时，神经疾病患者先将一条腿放在扁绳上，然后将身体重量逐渐增加到这条腿上而不引起扁绳晃动。使用两条平行的扁绳，患者还可以训练四足站立。此外，扁绳为患者提供了一个令人兴奋和新奇有趣的活动，能够作为患者潜在的激励因素。

6.9　SilverFit(情景互动训练)

SilverFit 是一种虚拟康复锻炼设备。许多训练粗大运动技能的健身锻炼已经转变成为计算机游戏，这样可以提高患者的主动性，以便完成大量的重复训练。该设备配备有三维(3D)照相机，最多可记录四名患者的运动。这意味着 SilverFit 训练既不需要任何控制器或鼠标，也不用键盘。治疗师可以根据各个患者的操作水平调整难易程度，以保证训练效果最佳。

7　临床表现

7.1　引　言

在这一章，我们将介绍几个重要的神经学临床表现。与病理生理学的简要描述和一些常识信息一道，我们将介绍各症状患者及在治疗性锻炼中应该采取的措施。除了最常见的临床表现之外，还将讨论一些不常见的、需要在治疗性运动方案中特殊考虑的临床表现。这张临床表现的清单并不全面。然而，通过对个体症状的考虑，读者应该能够勾画出没有在本章中讨论的其他临床表现，这些问题也应在治疗性锻炼中加以处理，并意识到必须采取哪些预防措施。

7.2　脑卒中

脑卒中居工业化国家最常见死亡原因的第三位。德国的脑卒中发病率甚至可能是世界性的，约为 200/10万人。由于局部大脑血液供应中断造成的急性、局灶性神经障碍被称为缺血性脑卒中。"脑血管损伤"这个术语与脑卒中是同义词，"中风"这个词已经过时了。"脑梗死"这个术语描述了脑实质形态学相关的坏死，用今天的成像技术可以在患者身上得到验证[86]。

> **定　义**
>
> 世界卫生组织（WHO）1989 年将脑卒中定义为"快速发展的局部（或整体）脑功能紊乱的临床症状，症状持续 24h 或更长时间，或者导致死亡，除了血管源性无其他明显原因"。

75% 的脑卒中患者还患有心血管疾病[346]。在康复中，对于冠心病，比如患有心肌梗死或接受过冠状动脉旁路手术的患者，是否推荐治疗性锻炼或体育运动的问题很久以前已经得到答案[261]。尽管脑卒中后患者和冠心病患者的危险因素与病理生理学相似，但康复治疗的方法则完全不同。

心血管病患者康复的重点在于进行体力训练。这些患者知晓他们必须恢复体力、耐力和健康[261]。脑卒中患者不再能够进行较大能量消耗的一些日常生活活动，这种情况的部分原因是身体不能活动[196,259]。急性期（在脑卒中监护室中）医疗的改善已经把死亡率从 1998—2008 年的 10 年间降低了大约 40%，从 150/10 万人降至 90/10 万人[339]。其结果是伴有永久性运动障碍的人数近年来持续增加。

脑卒中患者与同龄对照组不活动的人相比，其最大摄氧量显著减少[330]。众所周知，虽然脑卒中患者通过有氧训练可以显著改善他们心血管负荷的耐受能力，但许多物理疗法和作业疗法的理念还必须把这种知识运用到临床实践中[146,262]。

残疾的范围和严重程度取决于损害的位置和分布范围。其他的预后指标也可以预测功能恢复的程度。早在 1986 年，Granger 等[151]就展示了尿失禁和大便失禁作为预后指标的价值。随后的每一项研究都显示，尿失禁持续超过 7d 对于死亡率和 3 个月后的独立性都是不利的预后指标[118]。在脑卒中监护室中留置导尿管的频繁使用极大抵消了这一预后指标的相关性。吞咽困难的存在对于死亡率和发病率也是一种重要的预后指标。然而，这一因素只在少数研究中被研究过。50ml 水试验已经成为验证吞咽困难的确定性方法。这包括 5ml 水的连续吞咽，可做或不做脉搏血氧测定，并观察声音变化及是否有咳嗽或窒息。

对运动技能（力量、耐力、运动控制）的评估也在几项研究中进行了检验，尤其是握拳的力量已被证明是抓握物体能力的一个良好预后指标。麻痹腿肌力的增强、简单或复杂的随意运动控制的增加，尤其是躯干近端的运动，是后续在使用或不使用助行器的情况下行走能力的先行指标[118]。

许多脑卒中后患者都有运动障碍，这限制了它们的活动能力。基于神经生理学的"传统"物理疗法的治疗观念把重心放在上运动神经元综合征这个因素的治疗上。这些治疗方案的重点是使肌肉的张力正常化（降低痉挛）。

患者脑卒中后运动问题的病理生理学原因是上运动神经元损伤。Jackson[197]将这些上运动神经元损伤的症状分为阳性症状和阴性症状（图 7.1），这些症状可以呈现不同严重程度，或者呈继发性发生。阴性症状通常会在卒中后立即发生，而阳性症状往往是随着时间的推移而产生。阴性症状可引起明显的功能障碍。

定 义

Lance[224]将痉挛解释为："痉挛是随着被动运动速度的增加而出现阻力也增加的运动障碍。"

尽管有许多关于痉挛的假说，但其原因仍未被完全解释清楚。Diener 和 Putzki[89]阐述了发生在痉挛肌肉的肌肉纤维的内在变化。O' Dwyer 等[284]早在 1996 年就阐述了 Lance 定义的痉挛在脑卒中后很少发生，但几乎所有患者都有肌肉短缩[6]。

越来越多的研究指出了肌肉活动阴性症状的重要性。根据 Sunderlad 等[386]对握拳力量连续测量的一项研究，表明力量是预测日常生活中功能改善的一个很好的指标。髋屈肌肌力和跖屈肌肌力直接影响行走速度，脑卒中后患者的最大肌力已经降低，受累侧肘屈肌和伸肌力量产生得更慢[51,279]。

专门的力量训练对脑卒中后患者是否有帮助的问题已经得到许多研究的正面回答[268,393,400]。最近的研究也表明，专门的力量训练可以改善活动能力和日常生活活动[11,124,234]。Flansbjer 等[123]阐述了渐进性抗阻训练对于脑卒中后 4 年的患者随访研究的效果。

偏瘫患者喜欢的运动模式可以被视为对特定情况的一种最佳适应，而不是一种"病理性"行为[226]。如果认可了"脑卒中患者的运动模式是对脑卒中后运动能力的最佳适应"这一说法，那么我们也必须认可脑卒中患者只能以任何不同方式来行走。患者只有进行行走训练才能改善行走能力，接受必要的辅助，然后才能利用更好的运动模式。他们只能通过不断练习来学习行走。

上运动神经元综合征

阳性症状
· 痉挛
· 阵挛
· 反射亢进
· 巴宾斯基征
· 联合反应
· 共同运动

阴性症状
· 轻瘫，无力，瘫痪
· 精细运动障碍
· 轮替运动障碍，运动缓慢
· 费力，快速疲劳
· 受限的自主运动
· 双重任务困难

痉挛总是与不同严重程度的瘫痪相关

图 7.1 上运动神经元综合征的阳性症状和阴性症状

7.2.1 脑卒中患者应该进行什么样的训练

很大比例的脑卒中患者存在心血管问题，几乎所有的慢性脑卒中患者都表现出功能失用综合征（deconditioning syndrome）。由于他们难以完成运动，这些患者倾向于少动并出现习得性失用。

脑卒中后患者的主要目标始终是为了改善他们的活动能力。随着康复的进展，重点扩大到包括上肢的灵巧度上，而步态成分的进一步改善仅作为训练和治疗的目标。甚至脑卒中后患者可以在康复过程中到达他们想重新参与高水平体育活动的程度。因此，训练应该包括所有基本的运动技能，其方式总是以适合患者表现水平为准。

早期患者能够在体重支持系统（BWST）的帮助下进行活动平板训练。这种活动平板训练要么是输出控制和测量功率控制，要么是脉搏控制，这取决于主治医生的处方。应该尽快鼓励患者不要扶栏杆，以便逐步过渡到在无帮助状态下行走。在早期阶段，步行训练应该以双重任务或多重任务模式进行。患者也可训练携带物品、转动头部、同时说话或进行其他认知活动。耐力训练也可以在靠背式功率车上进行。力量训练应该包括腿蹬踏或攀岩训练。脑卒中患者至少

也必须能够以协调的方式向心性和离心性地移动他们自身的体重数次。

注 意

通常，脑卒中患者的下列肌群无力最为明显：

· 股四头肌
· 腓肠肌
· 外侧躯干肌
· 近端肩带肌肉

怎么推断这些肌肉尤其是脑卒中患者的肌肉是无力的？可以观察到许多脑卒中患者在行走或站立时膝关节过伸。这种膝过伸对这些患者来说是必要的，因为他们缺乏长时间进行有效的伸膝关节的力量。由于腓肠肌是负责快速行走的肌群，它们的无力阻碍了患者快速行走。在站立甚至无支持坐着时，躯干肌无力可表现出明显的不对称。一些患者表现出良好的上肢远端功能，但缺乏近端手臂整合的功能。因此，使用上身功率车或其他力量训练设备时应该包括上肢。人们可能会尝试用胶带或通过改变半径来控制疼痛的肩膀，以达到肩部无痛运动。Neupert 和 Hamzei 的一项研究[281]证实了使用肌内效贴布治疗脑卒中后患者肩痛的功效。

许多脑卒中患者手臂的瘫痪非常严重，以致他们无法自己进行训练。在这些情况下，有必要进行机器人辅

助训练，因为一对一的训练（一位治疗师对一名患者）存在着时间限制。机器人辅助训练的另一个优点是运动行为和运动恢复可以进行自动检测[421]。

注 意

以下目标也可以实现或期待在脑卒中后患者的康复治疗性锻炼方案中实现[262]：

· 增加活动，预防不活动的并发症。

· 降低脑卒中复发的风险和心脏事件的风险。

· 改善心血管的健康。

· 提高肌肉力量。

这些思考表明，训练和体育活动应该越来越多地推荐作为脑卒中后神经康复的一部分。在德国，有心血管疾病的训练指南，但脑卒中后康复的国家指南中没有明确提到心血管训练。美国运动医学体育活动学院（American College of Sports Medicine Physical Activity，ACSMPA）和美国心脏协会（AHA）早在 2004 年就为脑卒中患者的有氧训练确定了目标和锻炼强度水平的指南[262]。

在纳入脑卒中后患者进行有氧训练时应考虑以下几点[263]：

· 在耐力训练之前，患者应该接受心脏病学检查和运动试验。

· 患者应该在开始训练前服药，

训练开始前 2h 不应进食。

· 训练应该在一天当中适当的时间进行，比如上午。训练记录应该得以保存。

· 训练每周应该进行 3～5 次，每次训练应该持续至少 30min，包括热身运动和放松运动。

· 训练强度应达到最大心率的 50%～80%。

· 测试结果，比如 6min 或 10m 步行试验应记录在案。

· 患者改变他们的生活方式可能很重要，以便长期保持已取得的结果。

在 2006 年的荟萃（meta）分析中，Pang 等发现脑卒中后的健身训练产生了以下指标的改善效果[293]：

· 提高了最大耗氧量。

· 提高了最大行走速度。

· 在 6min 步行试验中走了更长的距离。

Sauders 等在一项荟萃分析中表明，心肺训练可显著提高步行速度和步行耐力，并减少了对助行器的依赖[350]。

步行训练每周应该进行 3～5 次，每次 20～40min，达到最大心率储备的 50%～80%[146]。即便是慢性期患者也能从训练中受益。甚至患者在损伤后 3～12 个月才开始训练，这一效果也显而易见，但受益的范围较少[96,380]。

早期就可以使用设备开始进行脑卒中患者的早期运动和康复训练。卧床患者可以使用 MOTOmed Letto 2（图 7.2）被动地在辅助下积极训练手臂和腿。Giger MD 装置还可以在早期和后期康复中进行有效的治疗（图 7.3）。Hocoma 公司提供的 Erigo 装置是早期患者下床活动的一种很好的设备。使用 Erigo 装置时，患者被置于直立位，同时患者的腿进行被动运动，动态的负重和放松交替循环。这意味着患者甚至在康复的早期阶段就可以体验强化训练(图 7.4)。

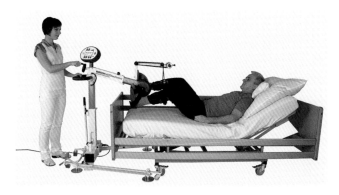

图 7.2 MOTOmed Letto 2。图片由巴特森威勒 RECK-Technik GmbH & Co. KG 公司友情提供

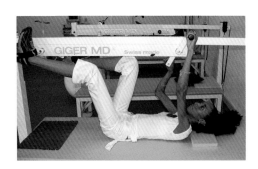

图 7.3 Giger MD 装置。图片由瑞士索洛图恩 Combo AG 公司友情提供

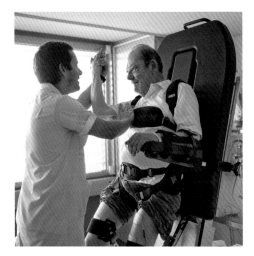

图 7.4 Erigo 装置。图片由瑞士沃克茨维尔 Hocoma 公司友情提供

即使在早期阶段，康复的重点也是提高患者的步行能力。脑卒中患者

必须恢复姿势控制，只有当患者能对抗重力时才能够进行姿势控制训练。站立比行走要求具有更强的姿势控制和平衡能力，因为行走是一种基本的运动模式。对于脑卒中患者的康复，这意味着他们应该尽可能早地行走，即使在活动平板上用体重支撑系统或者用 Lokomat 也可行。改善步行能力两个很重要的方面是速度和耐力。间断式训练可以大大提高速度[319]。

7.2.2 脑卒中后康复为什么要进行力量训练

Prado-Medeiros 等[321]发现脑卒中后膝伸肌和屈肌力量有明显的缺陷，这意味着即使是脑卒中患者也需要专门的力量训练。像所有神经系统疾病一样，脑卒中患者也存在力量不足的问题。脑卒中患者肌力缺陷通常包括以下肌肉：

· 足背屈肌

· 腓肠肌

· 膝伸肌

· 外侧躯干肌

· 肩胛肌

· 肘部屈肌和伸肌

· 手指屈肌和伸肌

因此，对于脑卒中患者，重要的是根据患者的目标执行医学研究委员会（Medical Research Council，MRC）的肌肉功能测试。用 MRC 测试，应该在反射抑制位进行测试。测试也作

为一个等长运动任务，以防止患者的共同运动。

脑卒中患者可以使用健康人使用的所有力量训练设备。然而，这些设备必须能够调节。脑卒中患者可以用腿蹬踏机训练腿伸肌肌力，单腿训练也很重要。用带斜坡的活动平板是训练腓肠肌的较好方法。在活动平板上侧向行走既可加强小腿的外展肌也能更有效地训练上面足的外翻。攀岩有利于训练处于功能性初始位置的膝伸肌。上身功率车或自行车训练器可用于训练上肢。肩部肌肉可以使用反向蝴蝶设备、划船机或攀岩训练。躯干肌肉可以通过反馈控制躯干训练器、划船机，或在功能设施中用攀岩墙来训练。加强躯干肌肉可形成更好的姿势控制，从而改善行走(图 7.5)。

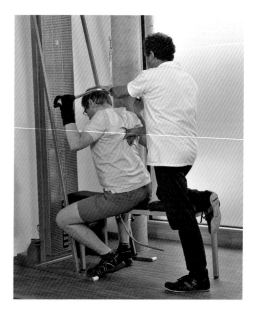

图 7.5　用高拉机训练躯干

7.2.3 脑卒中后康复为什么要进行耐力训练

如上所述，大多数脑卒中患者患有心血管疾病。由于对脑卒中后活动能力的要求高于以前，因此脑卒中患者要求比同龄健康人有更好的肌力和肌肉耐力。肌力需求的增加源于步行速度的降低。

当患者需要克服张力过高的肌肉阻力时，运动就更加费力。专门的耐力训练可以在功率车、活动平板上或在日常生活活动中训练，如爬楼梯。所有类型的训练都有助于提高社会活动的参与度（图7.6）。

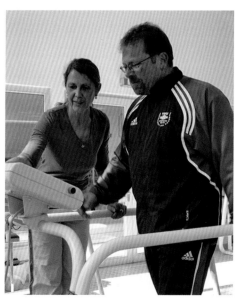

图7.6 在活动平板上的耐力训练

7.3 多发性硬化症

> **定 义**
>
> 多发性硬化症（MS）是一种慢性炎症性神经退行性疾病，以大脑和脊髓中的神经脱髓鞘为特征。

在德国，多发性硬化症的患病率为120/10万人[81]。多发性硬化症最重要的运动障碍包括瘫痪、痉挛和共济失调[223]。其中，瘫痪是最突出的表现，在这种疾病的开始及其后续期都是如此[20]。痉挛不是多发性硬化症的早期症状。然而，在疾病的进一步发展过程中，据报道，痉挛的发生率占所有患者的60%~70%[169]。

最近的文献常常涉及上运动神经元综合征（upper motor neuron syndrome，UMNS）。瘫痪、肌肉耐力降低、运动缓慢及精细运动控制力减弱被称为阴性症状；内在反射增强、肌张力增加、锥体束征、阵挛及出现相关的病理反射被称为阳性症状[197]。我们必须假设痉挛和瘫痪是UMNS的不同综合征。然而，已经证实，这两种症状可同时出现并相互影响。对患者来说瘫痪比痉挛问题更大，因为在进行身体转移时瘫痪比痉挛更困难，甚至不可能完成。

瘫痪影响的肌肉存在一定的顺

序。在疾病开始时，无力见于踝背屈肌，随后是髋屈肌和前下腹肌肉[223]。因此，必须训练这些肌肉的力量和肌肉耐力。

患者可以使用以下方法自己训练足背屈肌：患者背部靠近墙站立，躯干挺直向后倾斜。一旦患者的身体越过冠状面，足背屈肌会反应性地收缩以防止向后倾倒。即使倾靠在墙上，患者也可以通过将体重转移回到脚上来训练足背屈肌。重要的是应从骨盆开始运动。另一个练习足背屈很好的方法是用脚随音乐打拍子[223]。爬楼梯是训练屈髋肌的良好方法。

多发性硬化症的另一个重要症状是疲劳。许多多发性硬化症患者说这种疲劳是日常生活活动中最恼人的症状。人们提出了各种不同的发病机制来解释多发性硬化症患者这种疲惫的感觉。免疫因素也被怀疑是其原因（细胞因子已经被检测）。功能失用综合征作为活动减少的结果也可能是一个原因[418]。

因为步行能力是疾病临床恢复良好的一项重要指标，所以治疗性锻炼包括了良好病程需要的关键点。按多发性硬化症的研究报道所述，活动平板训练可以取得积极作用[223]。多发性硬化症患者在活动平板训练之前应限制拉伸或热身训练，因为患者可能由于太低的肌张力而无法步行。步行对躯干肌也至关重要，因为每一步都

构成了对这些肌肉的功能训练。坐轮椅的患者尤其应该定期进行活动平板训练。保持步行能力是对抗疾病进展的一项良好预后指标。

多发性硬化症患者应该完成活动平板训练，以提高他们的耐力和行走速度。患者应该以他们认为的最佳速度行走，直到感到疲劳，然后短暂休息一段时间（大约 1~2min），再重复整个程序两次。对患者来说，重要的是要按 Borg 量表的评价结果进行锻炼，这样他们才能进行最佳的训练，而忽视其每天的情绪波动。

应该为多发性硬化症患者将活动平板设置成倾斜状，从而使他们能更好地代偿足背屈肌的无力。如果多发性硬化症患者由于足背屈肌无力而难以迈步的话，他们可受益于足矫形器。然而，这种矫形器的重量必须是最轻的。一旦多发性硬化症患者不能再有规律地步行，由于习得性失用，将发生躯干肌肉组织无力。鉴于此原因，所有主要依赖于坐轮椅四处走动的多发性硬化症患者应该参加常规步行训练，必要时借助体重支持系统。

治疗必须考虑到一些多发性硬化症患者会同时伴有 Uhthoff 现象。Uhthoff 现象是指伴随着体温的上升，现有症状恶化或出现新症状的现象。这些症状只要体温恢复正常就可消失。由于这种现象的存在，建议多发性硬化症患者避免剧烈活动。然而，

有 Uhthoff 现象的患者能够也应该进行锻炼。患者可以穿冷却背心进行锻炼，而且必须让他们明白 Uhthoff 现象是一种可逆性损害。

> **注 意**
>
> 没有证据表明任何训练或身体过度运动会触发多发性硬化症患者的急性发作。

对于多发性硬化症患者的疲劳，在锻炼方案中安排有计划的休息至关重要。短暂休息大约 1~2min 对于大多数患者来说就已经足够。许多研究表明有氧训练对于疲劳有积极的作用。体育活动研究也显示出短暂休息对疲劳有积极作用[87,274,302,344]。Motl 等[275]表示，锻炼更积极的多发性硬化患者出现抑郁和疲劳的比例更少，有更好的社会环境和更强的自信。最近几年，对多发性硬化症患者肌力和（或）耐力训练的研究数量急剧上升。

多发性硬化症患者在活动平板上每周 3 次锻炼共 4 周，能够显著改善患者的步行速度和步行耐力。这种改善不伴随任何疲劳的加重[413]。行走速度尤其取决于小腿腓肠肌的力量，因为这些肌群提供腿向前运动的动力。

可以从多发性硬化症患者不同肌力训练作用的研究中推断出以下建议：

·训练每周应该至少 2 次或 3 次。当患者状态良好时，训练频率应该增加到每周 4 次。

·训练时间应持续 10~40min。

·交替进行肌力训练和耐力训练是一个好主意[73,302,343,362]。

迄今为止，没有研究证明在身体活动和多发性硬化症急性发作之间有任何联系，既没有明显的联系，甚至也没有这个倾向[303]。

> **实用提示**
>
> **多发性硬化症患者训练的总原则：**
>
> ·最佳训练周期为每周 3~4 次，但每周至少 2 次。
>
> ·每次训练时间至少应为 20~30min。每周总训练时间不应少于 60min。
>
> ·关于训练强度，患者应该遵循 Borg 量表的评价结果，训练大约 10~15min（图 7.7）。
>
> ·除了重复次数和使用负重外，短暂休息是多发性硬化症患者训练的重要因素。休息持续的时间取决于训练肌肉的大小和复杂性及活动的难度。休息时间应该安排在训练半程（简单的运动程序或小肌肉群）及训练期间两次之间（复杂的运动模式或大肌肉群）。
>
> 在每次训练中，患者都应该接受耐力、肌力和协调训练。重点应根据症状的分布、当天患者的状态及完成的方式而改变。应该将拉伸根据需要融合到训练程序中[223]。

6	
7	非常非常轻
8	
9	非常轻
10	
11	相当轻
12	
13	有点困难
14	
15	困难
16	
17	非常困难
18	
19	非常非常困难
20	

图 7.7 评估主观疲劳的 Borg 量表

实用提示

多发性硬化症患者进行有效肌力训练的原则[223]：

· 几乎不负重，多次重复

· 包括腿部功能性训练，例如在活动平板上或攀岩墙上

· 注意腿的轴向

· 包括间歇（疲劳）

· 注意代偿运动模式

· 注意反射抑制的初始位置和体温（冷却背心）

· 首先增加重复次数，然后是负重

Mulcare 建议每 6 个月调整一次多发性硬化症患者的训练计划[276]。

Dalgas[73] 根据其综述，给多发性硬化症患者在扩展的残疾状态量表（expanded disability status scale, EDSS）分值 > 7 时的训练提出了以下建议：

· 多发性硬化症患者在开始新的训练程序之前应该咨询物理治疗师。

· 训练程序必须实现个体化构建。

· 力量训练应在监督下进行，直到患者熟悉该训练程序。

· 开始时应使用闭链锻炼。

· 在训练的开始阶段重复 15 次应该是可行的。

· 强度应该是能够完成 8~15 次重复的最大值。数月之后，强度应该增加，达到 8~10 次重复是可能的。

· 最初每次锻炼应该为 1~3 组的数量。

· 几个月后，每次锻炼应该增加到 3~4 组。

· 两组之间的休息时间应为 2~4min。

· 训练计划应包括 4~8 个锻炼。

· 训练频率应为每周 2~3 次。

· 应该首先训练大肌肉群，然后是小肌肉群。涉及多个关节的训练首先进行，然后进行涉及单个关节的训练。

· 下肢训练优先于上肢训练。

· 力量训练应与耐力训练交替进行。

对严重损伤患者的训练重点应有所变化。不能行走的患者每天必须站立至少 1h 才能有效预防并发症。此外，躯干训练和上肢及肩部肌肉组织的力量训练变得更加重要。上肢的力量对于坐轮椅患者的独立性具有决定性影响。这些患者只有在上半身和手臂力量足够的情况下才能完成自主转移。

然而，这并不意味着受到多发性硬化症严重影响的患者不应该训练他们的腿。用自行车训练器训练双腿对于痉挛有很好的治疗效果。用自行车训练器进行的训练应该始终包括抗阻锻炼。

Filipi 等[119]证明，多发性硬化症患者无论功能障碍严重程度如何，都可以从力量训练中获益。为了这项研究，他们将患者分成三组：

第 1 组：患者的 EDSS 评分为 1.0 ~ 4.5。

第 2 组：患者的 EDSS 评分为 5.0 ~ 7.0。

第 3 组：患者的 EDSS 评分 >7.5。

这些患者接受了每周 2 次每次 50min 的训练，持续 6 个月。训练在小组中进行，一名治疗师指导 3 名患者。在大约 5 ~ 10min 的热身阶段之后，患者完成一个大约 30min 的间歇训练计划，重点在于肌力、力量的产生及平衡。选择的强度以参与者能完成 2 ~ 3 组 10 次的重复为准。接下来是大约 5 ~ 10min 的涉及不同肌群静态拉伸的放松期。在 6 个月的训练之后，所有患者，无论其 EDSS 评分显示的严重程度如何，所有肌力参数都表现出明显改善。

7.4　帕金森病

帕金森病的发病率大约为 100 ~ 200/10 万人。然而，发病率随着年龄的增长差别很大。在德国 70 ~ 74 岁的人群中发病率大约为 700/10 万人，而在 75 ~ 79 岁的老年人中，每 10 万人中大约有 1800 人。只有大约 4% 的患者在 50 岁之前发病。在 50 岁之后的生命中，患帕金森病的风险每年增加 9%，这意味着 60 岁以上人群比 50 岁人群患帕金森病的风险高 90%。

> **注　意**
>
> 帕金森病的特征是一种运动和非运动症状组合的疾病。主要的运动症状通常在一侧更明显（半侧帕金森病），包括[105]：
>
> ·运动迟缓
> ·僵硬
> ·静止性震颤
> ·姿势不稳定

尽管在药物治疗和大脑刺激疗法

方面有所改进和进步，但仍有大多数帕金森病患者在疾病进程中发展成严重残疾。激活疗法（例如物理疗法和作业疗法）、吞咽管理及语言矫正疗法随着疾病的发展变得越来越重要，因为药物治疗对平衡、步行、说话、吞咽和认知问题的长期疗效有限[56]。

帕金森病患者运动障碍的基本问题是自主运动模式的执行障碍[105]。这意味着帕金森病患者运动康复的重点一定是受损的运动自主性和节律性程序、降低的速度和单个动作的幅度，以及姿势障碍和姿势的稳定性。

帕金森病患者肌力弱于同龄健康人[52,214,282]。甚至在疾病的早期阶段（从Ⅰ期向Ⅱ期过渡，根据 Hoehn-Yahr 量表[181]，表7.1），患者倾向于放弃体育活动和费力的身体活动，比如在花园里干活[333]。这些发现有助于确定帕金森病患者的训练目标。

表 7.1　Hoehn-Yahr 量表

分期	疾病严重程度
0 期	无疾病迹象
1 期	单侧疾病
1.5 期	单侧疾病和身体轴心受累
2 期	双侧疾病但无平衡障碍
2.5 期	轻度双侧疾病，牵拉试验（pull test）期间无代偿
3 期	轻至中度的双侧疾病，有轻度的姿势不稳定，但患者能保持身体独立
4 期	严重残疾，患者仍能在无辅助情况下行走或站立
5 期	无辅助情况下，患者只能坐轮椅或卧床

越来越多的研究表明，帕金森病患者可获益于身体活动[13,68,147,180,273]。活动平板训练和（或）带有体重支持系统[170,260,270]，以及振动训练[103,157]可以短期改进步态和平衡参数。活动平板治疗还可取得与日常生活有关的远期效果。Scandalis 等[351]表明训练躯干和腿部力量可以改善步态。力量和耐力训练结合拉伸可以防止轴向畸形。然而，取得这些效果只能经过长期经常性的间歇式训练。

帕金森病患者在做双重任务的情况下跌倒的风险有所增加[316]。因此，人们应该仔细考虑帕金森病患者应该在哪种情况下练习双重任务[316]。治疗性锻炼方案应该训练大动作、大幅度、高重复次数的运动（LSVT BIG）[116]。一项研究表明，以 90r/min 的速度骑自行车训练器可很好地改善帕金森病患者的运动状态[336]。这些自行车训练器是由 Reck 公司制造的，并命名为 MOTOmed viva 2 帕金森。

帕金森病患者的体育活动可刺激多巴胺分泌增加，这反过来又促进了神经可塑性和神经细胞的结构性适应[13,147]。

> **注 意**
>
> 活动平板疗法用于帕金森病患者已经表现出优于常规物理疗法的优势[264,273]。

在第 6.2.1 章节中描述的规范化的速度依赖性活动平板训练（STT）可以改进步行速度和步幅，这些受益人群甚至也包括帕金森病患者[320]。

Scandalis 等[351]证实持续的躯干和腿部力量训练可改善肌力、步幅、步行速度和姿势。轻至中等严重程度的患者能达到同龄健康人的力量水平。Pendt 等[299]表明帕金森病患者训练投掷活动，能够达到与同龄人相媲美的准确性和可靠性。然而，帕金森病患者练习的效果并没有像对照组那样持续很长时间。因此，帕金森病患者必须在水平低于对照组时开始下一次训练[299]。这表明帕金森病患者训练的最佳效果可以通过规律和频繁的训练获得。

有证据表明，体育活动对帕金森病患者具有神经可塑性和保护性作用。因此我们有理由期待：在将来，帕金森病患者在疾病的早期就能接受到激活疗法，而不是等到发生相关的功能性残疾时才开始激活疗法[332]。

> **注 意**
>
> 训练的要点应该是下列几条：
> ·改善受损的运动顺序的自主性和节律性。
> ·增加动作幅度，以及动作和步行的速度。
> ·改善姿势和姿势的稳定性。

帕金森病患者运动障碍的基本问题是自主运动模式的执行受损。其结果是定式转换，从一种动作定式转换到另一定式变得困难，只能慢慢进行。重复性操作或运动顺序受损、减少和不规律。而且，运动功能可能因外部刺激或诱因而受到正面和负面的影响[105]。这也确定了帕金森病患者治疗性锻炼方案的目标。

改善帕金森病患者姿势稳定性的重要事情是需要进行转移平衡的姿势稳定性训练，也就是说，他们需要活动的稳定性。为期 2 周，每次 20min，每天 2 次的选择性保护迈步训练明显可改善保护迈步的幅度和反应时间[199]。Hirsch 等[180]表明接受常规联合训练的患者（力量和平衡的交替训练）比只进行平衡训练的患者取得了更大的进步。

提高运动稳定性、增加动作的幅度，以及增加动作速度的目标既需要力量训练也需要耐力训练。每一次训练都应该开始拉伸不同的肌群，这些肌群由于帕金森病患者典型的姿势而倾向于短缩。这意味着躯干的前部肌肉、腿部肌肉、肩部和颈部肌肉都必须进行拉伸（图 7.8）。治疗师必须指导并确定帕金森病患者在家也能做这些锻炼。

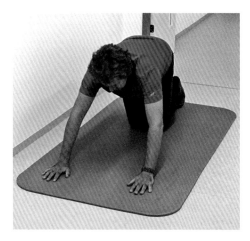

图 7.8　帕金森病患者双手、双膝着地进行拉伸

帕金森病患者的力量训练计划主要包括在腿蹬踏器上的膝伸肌练习，包括至少用患者自身体重进行的单腿锻炼，及在不稳定平面上的躯干伸肌锻炼。然而，该计划的目的也要着眼于增加上肢的力量。划船机和反向蝴蝶装置非常适合这个目标，自行车训练器也是如此。帕金森病患者的轴向

畸形需要强化和持续关注力量训练结合适当的拉伸锻炼。

LSVT BIG（Lee Silverman Voice Treatment BIG）是一种相对较新的训练和治疗方法，用于指导患者和治疗师一起完成大的、高振幅的、夸张的动作。在这里，高度的重复训练仍是必需的。这些动作与拉伸锻炼相结合。治疗师通过强化的重复和持续的监测，大动作（BIG）使患者能够接近未开发的运动潜力并有意识地在日常生活中应用它们。

患者完成至少 12 种不同的全身BIG 动作，每次治疗至少重复 10 次。锻炼的强化重复和对结果的不断反馈可激发并扩展患者的潜力。治疗师鼓励患者用最大的力量（至少达到最大能量的 80%）完成每个动作，并采取可观察到的用力方式[104]。因此，帕金森病患者应该在 Borg 量表最高 17分的范围内训练。只要有可能，BIG训练都应该在特发性帕金森病的早期阶段开始，也应该在门诊继续进行。

如有可能，训练应该在"作"时间段进行。应该指导患者坚持填写运动日志，在运动日志中记录"作"和"息"时间（表 7.2）。

表 7.2　帕金森病患者的运动日志

药物	时间	日间能做的活动						
		1	2	3	4	5	6	7
	上午 06:00—07:00							
	上午 07:00—08:00							
	上午 08:00—09:00							
	上午 09:00—10:00							
	上午 10:00—11:00							
	上午 11:00—12:00							
	下午 12:00—1:00							
	下午 1:00—2:00							
	下午 2:00—3:00							
	下午 3:00—4:00							
	下午 4:00—5:00							
	下午 5:00—6:00							
	晚上 6:00—7:00							
	晚上 7:00—8:00							
	晚上 8:00—9:00							
	晚上 9:00—10:00							
	晚上 10:00—11:00							
	晚上 11:00—12:00							
	夜间							

＋ = 活动能力良好；° = 活动能力中等；－ = 活动能力差；× = 痉挛

注　意

在帕金森病患者的训练中应该使用外部提示。能够并且应该使用声音、视觉或触觉提示，尤其是在活动平板治疗中，以及患者有"冻结"步态时，以提高行走速度并使迈步顺序更有节奏[249]。

冻结步态大大降低了患者的自信心，并造成了帕金森病患者 25% 跌倒率的严重后果[103]。治疗师能够也应该用视觉、声学和（或）感觉刺激"触发"运动的开始，同时也应指导患者在日常生活中如何使用这些技巧。声音或视觉提示用于步态训练也能在训练期间和训练后提高步幅[352]。Ebersbach 和 Ceballos-Baumann[103]建议帕金森病患者应训练下列重点领域：

·用感觉提示训练。

·**平衡训练**：平衡训练通常是与力量和耐力训练结合在一起的，这样很难证明平衡训练的明确效果。平衡训练中应根据运动障碍的严重程度选用不同的初始体位。重要的是，应谨记帕金森病患者在他们注意力分散时，其平衡存在更大的问题，训练时必须考虑到这一点。采用 Borg 量表评估平衡训练的主观疲劳得分大约为 10~12。训练也应闭着眼睛或伴有头部运动，还可以在行走位置或者在不稳定的表面上进行。锻炼方式应该是各种各样的，每种都应该持续大约 20~30s。整个训练时间大约应该在 20~40min，每周2~3 次。

·**力量和耐力训练**：轻度的耐力训练结合力量训练已经证明对帕金森病患者是最佳选择。低速度长时间的活动平板训练比高速度短时间的训练更有效。耐力训练每周应该进行 3~5 次，大约 20~40min，不包括热身和放松时间。训练强度约为最大心率的 60%~80%。开始时在活动平板上训练的行走速度应该至少达到 6min 步行试验行走速度的 60%，而评估主观疲劳的 Borg 量表评分约为 11~13。力量训练应该与耐力训练相结合。训练应该包括 4~10 个锻炼，

每次进行 1~3 个系列，重复 8~15 次。主观疲劳的 Borg 量表评分大约在 15~17。如果患者超过了要求的重复次数，重量应该增加。力量训练的重点是下肢和躯干，这意味着应特别注意小腿三头肌、股四头肌、臀大肌和后躯干肌肉。在用设备专门训练以加强这些肌肉之后，还可以指导患者在家庭训练计划中加入适当的锻炼（图 7.9）。

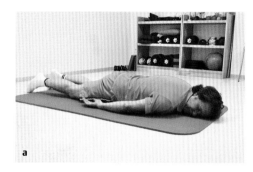

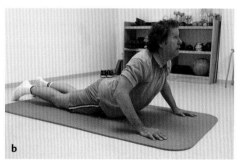

图 7.9　帕金森病患者的家庭训炼

·**认知运动策略**：由于帕金森病患者面临难以自主地完成复杂运动的问题，这些复杂运动可以通过认知提示细分为单个成分。这些成分进一步细分为具有一定顺序的相对简单的运动成分。其结果是复杂的运动被分解

成能够有意识地完成的活动。避免复杂的双重任务出现在日常生活活动中，对单个动作进行练习和记忆。认知运动策略的目标不是自主运动，因为运动必须有意识地加以控制。提示能更容易地启动运动或活动，患者从椅子上站立起来就是这样的一个例子。帕金森病患者并不是能够简单地站立起来。患者首先将体重转移到右脚，然后左脚，然后再回到右脚，然后再到左脚，然后数"1、2、3"，紧接着站起来。可根据需要增加额外的声学刺激，如拍手或拍打大腿。

7.5 截 瘫

截瘫是由脊髓和（或）马尾神经损伤引起的。运动、感觉和自主神经障碍往往发生在损伤的远端。截瘫通常是由意外事故引起的。创伤性损伤的发生率在工业化国家为 10 ~30/100 万（德国神经学会 2012 版指南）。

1944 年，Ludwig Guttmann（1899—1980）在英格兰的斯托克·曼德维尔开设了一家截瘫患者治疗中心，他们的团队在那里研出了截瘫患者的基础治疗方案，这些治疗方案在今天仍然有效。Guttmann 于 20 世纪 50 年代在斯托克·曼德维尔组织了残奥会，作为他努力推动患者重新融入社会的工作的一部分。目前，这项体育赛事是在"普通"奥运会之后在同一地点举行。

丧失功能的具体肌群取决于损伤的位置（表 7.3）。损伤后在损伤平面以下立即发生弛缓性瘫痪和全部反射活动消失。

表 7.3　损伤位置和受累肌群

损伤水平	受累肌群
C1	颈部的短肌
C4	膈肌
C5	肱二头肌
C6	肱桡肌，桡侧腕伸肌
C7	肱三头肌
C8	指长伸肌，拇伸肌
T1	小鱼际肌，手内在肌
L1/2	腰肌，髋内收肌
L3	股四头肌
L4	胫前肌，股内侧肌
L5	蹞长伸肌，趾短伸肌
S1	小腿三头肌，腓骨肌，臀大肌
S2/3	趾短屈肌
S4/5	肛门外括约肌

所有截瘫患者都患有功能失用综合征（参见第 2 章），他们都可受益于治疗性锻炼。在康复期的最后通常都推荐截瘫患者学习一项体育运动项目。不管受伤的水平如何，几乎所有患者都能够完成适当的力量和耐力训练。强化训练，尤其是不完全截瘫患者，甚至在受伤数年后仍能够增强力量。然而，人们还必须知晓，脊髓的

可塑性非常有限，甚至可以忽略不计。Van den Brand 等[414]最近在大鼠中进行的研究证实：用电化学刺激和强化机器人辅助活动平板训练，实验大鼠甚至可以再次学会行走。但这种方法对人类的应用潜力尚不清楚。

适当的耐力训练对于截瘫患者非常重要，因为它有助于稳定和改善循环状况。力量训练的重点是为了达到躯干足够的直立姿势。

> **注 意**
>
> 无论是耐力训练还是力量训练，重要的是患者不能过热，因为他们的热调节可能受损。

创伤性截瘫患者，甚至那些高位损伤患者，可以从事体育活动，例如轮椅橄榄球、体育训练，或者冬季运动项目。做高水平体育运动的患者训练甚至可以长达 10h，例如在训练营进行训练。训练计划经过深思熟虑是可以避免患者过度疲劳的。

截瘫患者可以使用所有适合坐轮椅患者使用的力量和耐力训练设备。高拉机、自行车训练器和上身功率车是特别适合力量训练的设备。其他设备只要患者能够转移，并且该设备能提供足够的支持以保证患者的训练安全就可以使用。重要的是把力量训练和耐力训练结合起来，如果患者在家不能站立，就让患者在治疗性锻炼期间练习站立。平衡训练器可用于动态站立训练（参见第 6.4.1 章节，图 7.10）。

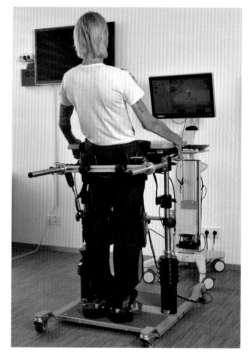

图 7.10 用平衡训练器进行动态站立训练

> **注 意**
>
> 应该鼓励所有截瘫患者参加一项运动以减少缺乏运动的负面影响。

7.6 颅脑损伤

在脑卒中之后，引起严重活动障碍第二常见的原因是颅脑损伤。

> **定 义**
>
> "颅脑损伤是外力撞击导致脑功能损害和(或)脑损伤的结果,并可能合并头皮、颅骨、血管、脑组织和(或)硬脑膜的挫伤或损伤。"[15]

颅脑损伤的发生率每年约为 330/10 万人[335]。大约 90% 的病例是轻度颅脑损伤,大约 5% 可以被归类为严重颅脑损伤。当初始格拉斯哥(Glasgow)昏迷量表评分为 3~8 分或者创伤后意识障碍持续超过 24h,和(或)存在脑干症状时,就说明存在严重的颅脑损伤[399]。严重颅脑损伤在德国的发病率估计每年为 15~20/10 万人[15]。

重型颅脑损伤的结果受许多因素的影响,包括年龄、初始格拉斯哥昏迷评分和升高的颅内压力。尽管在重症监护和降低死亡率方面取得了明显进步,但重型颅脑损伤患者的预后仍不乐观。大约 40%~50% 的患者死亡,2%~14% 的患者存活于植物状态(Apallic 综合征)[201],10%~30% 遗留严重的残疾,17%~20% 遗留中度残疾。只有 7%~27% 的重型颅脑损伤患者恢复得很好[252]。1/3 的患者颅脑损伤发生在 30 岁之前。

颅脑损伤患者的治疗遵循脑卒中患者使用的方法。颅脑损伤患者和脑卒中患者之间的主要不同点是他们的年龄和心血管状况。颅脑损伤患者可能由于长期的创伤后昏迷而有功能失用综合征(参见第 3 章)。颅脑创伤患者可受益于与脑卒中患者相同的训练方法。

7.7 脑 瘫

脑瘫儿童多存在运动障碍和认知障碍。治疗这些患儿的目标是最大限度地恢复他们的功能能力。脑瘫儿童应该尽早开始训练,训练应该是高强度的。采取间断休息对于巩固运动记忆非常重要。力量训练已经显示有益于脑瘫儿童而且不会加剧痉挛[76,107]。

Gorter 等[149]研究表明,在为期 9 周,每周 2 次,30min 的循环训练中,改善了脑瘫儿童的耐力和功能性行走能力。

行走能力受损是脑瘫患儿在日常生活中面临的最常见问题之一。这个问题起初源于肌肉组织缺乏力量。随着时间的推移,这些患儿出现了不同强度的痉挛作为能够移动的代偿机制。儿童应该参加治疗性锻炼的年龄必须是具体问题具体分析。

带体重支持系统的活动平板训练可提高行走速度。儿童尤其是严重残疾的儿童可从这种训练中受益[62,433]。应用于儿童的 Lokomat 于 2006 年首次上市,可以对 4 岁和 4 岁以上儿童进行强化步态训练。Borggräfe 等[39]的研究结果显示,在机器人辅助活动平板训练后步行距离和步行速度显著改善。治疗包括 3 周训练，每次 10 ~ 45min，每周 4 次。

适合儿童的虚拟现实计算机程序的引入可以增加锻炼的重复次数。这符合最重要和最基本的运动学习原理之一。治疗性锻炼的所有领域都可以用于患有小儿脑瘫的青少年或成年人。

许多脑瘫儿童或青少年没有进行物理治疗的主动性。除了其治疗益处之外，治疗性锻炼还为这些患者提供了与同龄人一起参与体育活动的机会。应该密切关注青少年的训练，确保他们不会使用太多的重量。训练这些患者也应该遵循 Borg 量表。除了耐力和力量训练外，脑瘫患儿还需要进行敏捷性、平衡能力和拉伸训练。

7.8 神经肌肉疾病

集合术语"神经肌肉疾病"是指多组疾病。其共同点是运动单元成分的病理学。运动单元是一种功能单元，由运动神经元及其通过前根的轴突和通过运动终板支配肌纤维的外周神经组成[370]。神经肌肉疾病基本的共同特征是肌肉无力，这通常是渐进性的（图 7.11）。单一分类系统是根据障碍的位置进行分类的（图 7.12）。

7.8.1 概　述

神经肌肉疾病患者治疗的主要目

标是为了保持行走能力。神经肌肉疾病患者一旦失去了行走的能力，通常会遭受日益严重的脊柱侧凸、挛缩，呼吸功能下降的困扰[212]。挛缩是神经肌肉疾病患者的典型问题[258]。因此，整个治疗的重点应该放在预防挛缩上[371]。

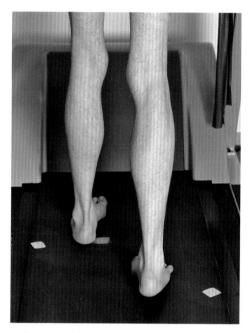

图 7.11　神经肌肉疾病

近几年来，一个明显的趋势是，即使在神经肌肉疾病患者的治疗中也已经引入了比较大量的活动。治疗性锻炼只是这些患者康复的一部分。矫形器和（或）助行器的使用可以保持更长时间的行走能力。适当应用这些辅具对杜氏（Duchenne）肌营养不良病患者能帮助他们延长 2 ~ 3 年的行

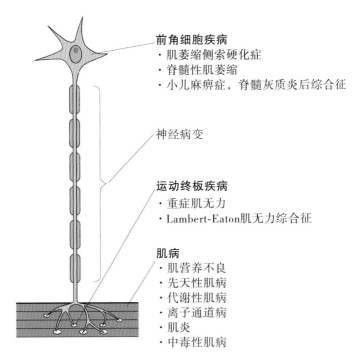

前角细胞疾病
·肌萎缩侧索硬化症
·脊髓性肌萎缩
·小儿麻痹症，脊髓灰质炎后综合征

神经病变

运动终板疾病
·重症肌无力
·Lambert-Eaton肌无力综合征

肌病
·肌营养不良
·先天性肌病
·代谢性肌病
·离子通道病
·肌炎
·中毒性肌病

图 7.12 神经肌肉疾病分类[370]

走能力[166]。适当的物理疗法对减少后遗症也是必要的。

大多数神经肌肉疾病要么缓慢进展要么快速进展，肌肉功能随着时间的推移会恶化。这意味着训练计划必须根据患者的病情进展不断地调整。治疗性锻炼无法阻止疾病的发展。而且，还没有研究检验这种治疗方式对患者在日常生活状态下的长期效果[212]。

由于还缺乏这类研究，目前还没有可能对神经肌肉疾病患者提出任何关于训练干预的强度、频率和持续时间的一般性建议。这些患者对锻炼的耐受力取决于许多因素，比如病因学

和疾病进展、涉及的器官（例如心血管受累），以及肌肉无力的严重程度[212]。血清肌酸激酶水平未被证明是一个可靠的指标。因此，必须根据每名患者增加的需求确定运动耐受量。运动耐受的限制标准可以包括出现肌痛或休息恢复时间过长[392]。训练应在以这种方式确定的锻炼耐受限制水平以下进行。

7.8.2 耐力训练的建议

神经肌肉疾病患者应该接受个体或小组的训练以提高他们的耐力。适当的靶心率应该是通过锻炼功率测定来确定的[442]。然而值得注意的是，

没有研究表明健康受试者确定的靶心率也适用于神经肌肉疾病患者[212]。在可能有心脏受累的情况下，功率测定期间应该用心电图监测，耐力训练时应该使用脉搏监测。训练应该在有氧的阈值内进行[212]。

> **注 意**
>
> 每周 3 次的训练频率可以被认为是耐力训练的指南量。2 ~ 3min 的间断训练后至少休息 1min，进行 15 ~ 30min 似乎是合适的[442]。

7.8.3 力量训练的建议

训练应在最大用力水平以下进行，并应该考虑患者的临床症状。用最大阻力训练对这些患者没有益处。Aitkens 等[5]研究表明即使用最大肌力的 20% ~ 40% 锻炼也可以对缓慢进行性神经肌肉疾病患者的力量产生积极的效应。Kilmer 等[207]也证实了最大肌力训练对缓慢进行性神经肌肉疾病患者的积极作用，但也有一些恶化的病例。然而，改善幅度并不比那些达到 20% ~ 40% 最大力量训练的患者更大。训练频率的一项建议是每周 3 次，两次治疗之间休息 1d。

目前还没有关于神经肌肉疾病患者耐力和力量组合训练的结论性研究[212]。

7.8.4 运动神经元疾病（前角细胞疾病）

运动神经元疾病、肌肉无力和萎缩是由于脊髓和脑干中的运动神经元逐渐丧失的结果。最常见的运动神经元疾病是肌萎缩侧索硬化症。

肌萎缩侧索硬化症

> **定 义**
>
> 肌萎缩侧索硬化症（ALS）是一种上下运动神经元进行性退化性运动系统疾病。

除了知晓肌萎缩侧索硬化症的罕见遗传形式外，肌萎缩侧索硬化症（amyotrophic lateral sclerosis，ALS）的原因尚不清楚。在世界范围内该病的发病率似乎有逐渐增加的趋势。根据 Carter 的研究[55]，其在全世界的发病率约为 5 ~ 7/10 万人。发病年龄为 40 ~ 60 岁，男性发病率是女性的 1.5 倍，吸烟者患病的风险高出非吸烟者 3 倍[139]。

病程在个体之间有很大的差异。患者预期寿命减少，5 年存活率约为 28%。10% ~ 20% 的肌萎缩侧索硬化症患者在明确诊断后存活时间超过 10 年。该病只影响运动神经系统，自主神经系统不受影响。这意味着触觉、疼痛、温度觉、视觉、听觉、嗅觉、味觉、膀胱和肠道功能，尤其是认知能力不受影响。

运动系统控制着肌肉并掌管运动，既受中枢神经（大脑、脑干和脊髓）的影响，也受周围神经（前角细胞）的影响。除了该病罕见的以家族形式出现的疾病（占所有病例的5%～10%），肌萎缩侧索硬化症并不是一种遗传性疾病。

除了姑息治疗之外，经过适应性力量训练和正确指导下的力量训练可以达到积极的效果[71,99]。轻微的耐力训练和适当的物理疗法可避免挛缩，改善全身心血管耐力；促进胸廓的扩张以改善呼吸功能也是必要的。根据 Borg 量表，训练后，肌萎缩侧索硬化症患者应该感觉到舒适的疲倦，但并不过于疲惫。推荐在适当的医疗监护下每周进行 2～3 次训练。患者还应该在家里进行日常锻炼，推荐游泳和水中运动训练项目。

> **注 意**
>
> 过强的力量训练会导致疲劳，甚至肌肉疼痛，患者和治疗师应该予以避免[80]。

推荐肌萎缩侧索硬化症患者使用自行车训练器训练上肢和下肢。可以采用站立架实现动态站立，如本书展示的平衡训练器也推荐使用。重要的是要认真指导患者按 Borg 量表的评价结果进行练习。肌萎缩侧索硬化症患者应该接受改善功能的训练，而不是增强肌力。接受训练的肌萎缩侧索硬化症患者必须被告知关于过度锻炼的警示征象。当患者训练在 30min 之内就感到无力或者运动后 24～48h 出现肌肉疼痛，可能已经发生过度用力。肌肉痉挛、四肢沉重的感觉，以及持续的气短也是过度运动的征象，患者必须了解并注意这些过度运动的征象。

脊髓性肌萎缩

进行性脊髓性肌萎缩（spinal muscular atrophies，SMA）是一种在临床和遗传上病因不同（异质性）的疾病群，其发病是由于选择性的前角细胞和脑干的运动核变性引起的[435]。脊髓性肌萎缩根据其严重程度和表现年龄可分为三个等级。最严重的是 SMA 1 型，称为 Werdnig-Hoffmann 病，大多数患儿在 2 岁以前死亡；所谓的 SMA 2 型是一种中间形式，症状出现年龄在 8～18 个月，患儿能够坐起来但不能走路，预期寿命在 10～20 岁；SMA 3 型，被称为 Kugelberg-Welander 病，发病于出生 18 个月后，30 岁之前，只有轻微的肌肉萎缩，预期寿命几乎与正常无异。治疗性锻炼在 SMA 1 型和 2 型患者中是不可能的。SMA 3 型患者在进行治疗性锻炼中应小心地进行耐力训练。许多患者感觉进行等长肌力训练有助于改善活动能力和协调性[451]。

脊髓灰质炎后综合征

脊髓灰质炎后综合征（post polio syndrome）的定义是：以前患过脊髓灰质炎的患者，经过至少 15 年的无症状期之后出现症状。因为急性前角脊髓灰质炎通常是无症状或仅有轻微症状，感染的确切人数尚不清楚。据猜测，大约有 50% 感染脊髓灰质炎的患者会发展成脊髓灰质炎后综合征。通过排除法做出脊髓灰质炎后综合征的诊断。它被认为是由于以前受损的运动神经元退化引起的[212]。少数研究表明力量训练有效果[3-4,59,109]，也有关于脊髓灰质炎后综合征患者耐力训练的研究[200,217]。这些研究由于方法学上的缺陷而导致的差异已经在一些研究中进行了评估[211]。神经学会欧洲联合会（European Federation of Neurological Societies，EFNS）专业委员会已经评估了这些患者力量训练证据不充分问题[70,115]。

训练方面：

·存在过度运动的风险，训练应该有规律。

·耐力训练有助于使心血管系统锻炼的耐受力达到最佳状态。

·推荐肌力训练以改进神经肌肉的协调性[376]。

·推荐进行有氧训练，每周 3 次。同样，在每次训练之间安排整天的休息时间。

·应该避免出现肌肉酸痛和持续的疲惫。

·训练应该从最大运动量的 20% 开始[283]。

7.8.5　神经病

神经病（Neuropathy）是引起功能障碍或病理改变的周围神经系统各种疾病的总称。单一神经病是指只有一根神经受累，而多发性神经病表示几根神经受累。遗传性神经病是临床上和遗传上异质性周围神经疾病群。遗传性运动和感觉神经病有多种形式，由于个别形式的数量太少可以忽略不计。目前没有可用的成人遗传性运动和感觉神经病的流行和发病率数据。Charcot-Marie-Tooth 病（腓骨肌萎缩）是最常见的遗传性神经病形式。遗传性神经病通常是进展缓慢的疾病。

遗传性运动和感觉神经病

遗传性运动和感觉神经病（Charcot-Marie-Tooth，CMT）患者表现出特有的对称性肌肉萎缩和上下肢麻痹、反射缺乏、足部畸形及步态紊乱（图 7.13），存在不同严重程度的感觉障碍。肌肉萎缩从下肢远端开始，之后随着疾病的发展扩展到上肢。这种疾病通常进展缓慢。虽然患者的运动异常很明显，但他们似乎在日常生活中适应得很好。CMT 患者穿 T 恤衫或步行 10m 需要相当于健康人两倍的时间[304]。

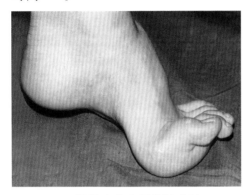

图 7.13　CMT 患者典型的足畸形

除了物理疗法治疗或预防足部畸形和肌肉挛缩之外，治疗性锻炼方案也是有帮助的，应该定期进行。除了耐力训练外，还应推荐进行肌力训练。Lindeman 等[238]研究表明每周 3 次的肌力训练，为期 24 周，对 CMT 患者显示出积极的治疗效果。Chetlin 等[63]研究表明每周 3 次的肌力训练，为期 12 周，对男性和女性患者的肌力和日常生活活动都有积极作用。由此可以得出结论，CMT 患者可受益于耐力训练和肌力训练，CMT 患者也可受益于集中拉伸腓肠肌[106]。与所有神经肌肉疾病相同，耐力训练和肌力训练必须根据患者的具体情况调整，重要的是 CMT 患者应适当地应用必要的助行器。患者还应该接受作业治疗咨询和治疗[304]。

周围神经病

由其他原因引起的多发性神经病比遗传运动和感觉神经病更为显著。这些疾病包括由糖尿病、酒精中毒、药物毒性和炎症进程中引起的多发性神经病。在西方国家，糖尿病是引起神经病变最常见的原因[387]。除此之外，疾病的流行和发病率尚不清楚。唯一确定的是发病率和疾病的持续时间呈正相关。

周围神经疾病的治疗包括潜在疾病的管理、保留活动能力和肌力。这表明治疗性锻炼必须重点关注肌力训练和行走训练的两个因素——速度和行走耐力。Balducci 等[16]表明，糖尿病多发性神经病变的发展可通过经常的有氧运动得以延缓；也推荐交替进行肌力训练和协调训练，耐力训练和适当的体育运动也是如此[120,322,408]。3 周专门的平衡训练及肢体远端力量训练可显著改善许多测量参数（单腿站立、功能性伸手臂、前后脚站立）。

治疗性锻炼是神经疾病患者训练平衡的一种极好的方式。对于患者来说重要的是训练平衡时要闭着眼睛，因此患者必须能够在没有跌倒风险的情况下接受训练。Posturomed 和 Zeptor 都是非常适合平衡训练的设备。为了防止视觉反馈引起的代偿，患者进行平衡训练时必须闭着眼睛或同时将头从一侧转向另一侧或抬头和低头。治疗师应该确保患者不固定目光或凝视（芭蕾舞效应）。神经病患者还可以在治疗性锻炼方案中训练耐力和肌力，而不用担心过度用力。

急性炎性脱髓鞘多神经根神经病或吉兰－巴雷综合征

急性炎性脱髓鞘多神经根神经病是一种炎症性周围神经疾病，以周围神经组织受淋巴细胞和巨噬细胞浸润，导致神经纤维髓鞘的破坏为特征。吉兰－巴雷综合征（Guillain-Barré syndrome，GBS）是一种急性多发性神经病，可以用血浆置换和静脉注射免疫球蛋白治疗。GBS 也可影响脑神经，大约 20% 的 GBS 患者在数日内出现肌肉性呼吸功能不全。

为了避免继发性问题，医生应该让 GBS 患者进行直立位置的训练。耐力和肌力训练也应该尽早开始。根据 Forssberg 的一项研究[127]，12% 的 GBS 患者 2 年后日常生活活动仍然受限，17% 的人不能重新工作。疾病发作 1 年后，50% 的患者休闲活动受限，30% 的患者工作受限[28]。疲劳是 GBS 患者的主要问题，大约有 80% 的患者存在这种问题；此外，疲劳对药物的治疗反应很差[304]。Garssen 等[142]研究证实有氧耐力训练对 GBS 患者的疲劳有积极作用。

危重病性多发性神经病，危重病性肌病

危重病性多发性神经病（critical illness polyneuropathy，CIP）和危重病性肌病（critical illness myopathy，CIM）属于功能性障碍，可以单独发生，也可在重症监护室与获得性无力一起发生。

Mertens[453] 于 1963 年描述了发生于昏迷患者的多发性神经病。他报道了 6 例出现播散性、不对称神经病的患者。Bolton 等于 1984 年将 CIP 本身定义为一种症状复合体。他们发现患者主要是远端对称性轴突损伤，将其对脱离辅助呼吸机适应困难视为一种临床早期先导症状[189]。关于 CIM 的病理生理学还有待进一步解释。CIP 的发病率可能比以前怀疑得要高。根据一项前瞻性研究，35% 的脓毒症和多器官衰竭患者患有多发性神经病[194]。

潜在的疾病不是 CIP 发展的决定性因素，决定性因素是这些患者在重症监护室度过的时间。临床症状包括全身性的肌肉无力和固有的反射减弱或缺失。目前尚没有已知的特效疗法。在治疗性锻炼中，重点是小心地增强肌肉力量及耐力训练。

7.8.6 神经肌肉接头病

重症肌无力（Myasthenia Gravis）

重症肌无力是一种慢性自身免疫性神经肌肉突触乙酰胆碱受体丧失的疾病[360]。重症肌无力的发病率为

2.5 ~ 10/10 万人，最常见的年龄段为 20 ~ 40 岁及 60 ~ 70 岁，男女比例为 3:2[183]。

重症肌无力的主要症状是横纹肌无力，无力随活动费力而加剧而且还有波动。大多数患者发现这种波动性无力是日常生活活动中的重要障碍，因此使生活质量下降。通过良好的药物治疗，许多患者基本上没有症状。残余症状可通过物理疗法和运动疗法得到缓解[441]。Wolfsegger 等[442]证实重症肌无力患者的耐力比相应的对照组更低。耐力负荷可达 4mmol/L，肌肉耐力负荷达到最大可耐受收缩的 60% 的锻炼耐受良好。然而，这些患者使用何种训练还有待证明。

Eaton-Lambert 综合征或 Lambert-Eaton 肌无力综合征

该病发病率约为 0.35/10 万人，Lambert-Eaton 肌无力综合征远不如重症肌无力常见。该综合征是一种免疫介导的抗体形成的疾病，抗体攻击电压 - 闸门 P/Q 型钙通道，结果是损害了乙酰胆碱在运动神经和自主神经系统中胆碱能突触的释放。因此导致了近端肌肉显著无力，最大力量的产生被延迟数秒，渐进性无力导致肌肉疲劳，主要是下肢和躯干受累。

典型的症状包括在行走、从低坐姿站起及爬楼梯时无力和快速出现的疲劳。步行距离可能大大减少

（<100m），以及固有反射减弱。

7.8.7　肌　病

肌病（myopathies）是一种病因不同的一组肌肉疾病。大多数肌病是以近端明显的麻痹和萎缩为特征。整个肌肉系统的麻痹可能发生在疾病的后期。主动肌和拮抗肌受累的程度不同，所以会产生畸形和挛缩。当双腿受累时，患者站立和行走的能力受损。

肌营养不良症

肌营养不良症（muscular dystrophy）是肌肉的遗传性疾病。肌肉纤维随着疾病的发展而不断恶化。横纹肌组织被脂肪纤维变性组织所取代，临床表现具有多样性。杜氏（Duchenne）肌营养不良症和 Becker 肌营养不良症是由 X 连锁的隐性基因退化或缺失肌萎缩蛋白（一种结构蛋白）引起的。缺乏肌萎缩蛋白似乎会破坏肌膜的稳定，从而使肌肉纤维越来越容易受到机械应力的影响[212]。请注意当患者的心脏受累时，对锻炼的耐受性会降低。

Sveen 等[391]在一项对 Becker 肌营养不良症的研究中阐明了耐力训练的效果。他们发现，经过 12 周训练后，患者的表现有所改善而肌酸激酶（CK）值没有增加，他们还测到了肌力的增加。为期 1 年的持续性训练对

CK 值或肌肉活检没有显示出任何负面影响。2013 年，Sveen 等[390] 阐明，即使是中等强度的训练也能够改善 Becker 肌营养不良症和肢带型肌营养不良症患者的肌力和耐力。研究报道显示低强度训练和高强度训练都有所改善。然而，有一名受试者因肌肉痛不得不中断了高强度训练[390 - 391]。

肢带型肌营养不良症是一组不分性别、最初症状出现在肩带或骨盆带的肌营养不良症，因此在国际上用"肢带型肌营养不良症"这个术语称呼这组疾病，分为常染色体显性肢带型肌营养不良和常染色体隐性肢带型肌营养不良两种类型。两种类型的肢带型肌营养不良症还可以根据基因缺陷的位置再进一步细分。一些研究记录了进展缓慢肌营养不良的肌力训练和耐力训练的益处。在快速进展型中，过度训练可能会存在额外的损伤风险。在肌营养不良症的各种类型中，训练必须根据个体情况制订计划，治疗师和患者都必须注意过度运动的迹象。

先天性肌病

先天性肌病也属于遗传性肌病，始于童年早期，有时甚至发生在新生儿期。临床进程倾向于静止。这些患儿肌张力过低，有饮水困难，可能会出现骨骼畸形。一些先天性肌病患者在他们的整个临床进程中可能会保持

无变化或者有轻微的改善。

代谢性肌病

肌肉代谢紊乱导致的代谢性肌病（metabolic myopathy）也是一种遗传性疾病。然而症状通常只出现在成年早期。Pompe 病（庞贝病）是一种糖原累积障碍，为常染色体隐性遗传型疾病，尤其是表现在肌肉中，因此它被认为是一种肌病。这种疾病可以发生在任何年龄。婴儿期的第一个症状可能发生在 2 月龄左右。婴儿期发病的通常在生命的第一年就死于心力衰竭。迟发的青少年和成人患者没有单一的临床进程，因此难以预测。常发生肌无力，尤其是呼吸肌和躯干肌。临床进程取决于疾病持续的时间，而不是患者的年龄。有迹象表明耐力训练结合富蛋白质饮食会有所帮助[373]。

离子通道病

离子通道病（ion channel disorder）是一组遗传性异质性疾病群，其特征通常是肌肉组织或神经系统受损伤刺激引起的阵发性临床症状。这些疾病包括肌强直性和周期性瘫痪，但不会导致肌细胞的进行性丧失[230]。

医生必须确定训练有益或有害的程度，因为这些疾病中的部分疾病对身体用力的训练有负面反应。

肌 炎

肌炎（myositis）是一类罕见的异质性获得性炎性肌病的统称，可能导

致渐进的运动受限并累及除肌肉以外的器官，使患病率增加。肌炎是肌肉的获得性自身免疫性肌肉疾病，包括多发性肌炎、皮肌炎和包涵体肌炎。

这些肌炎综合征很罕见，而且表现非常多样化。因此，几乎没有什么关于药物或其他干预措施有效的研究存在[89]。女性进展为多发性肌炎的约为男性的两倍，而男性进展为皮肌炎的约为女性的 3 倍。多发性肌炎的发病年龄约为 18 岁及以上年龄。皮肌炎的两个好发年龄段为 5～15 岁和 45～65 岁。包涵体肌炎患者的发病年龄超过 50 岁。

多发性肌炎和皮肌炎患者的麻痹更倾向于发生在近端而不是远端，并且常常是对称性的。包涵体肌炎患者常常表现出近端麻痹和远端麻痹相当，但其左右侧分布是不对称的。手指屈肌和足背屈肌更容易受累。在这些患者身上可以观察到明显的肌萎缩。包涵体肌炎常常与神经疾病并发。多发性肌炎和皮肌炎经常伴有心肌炎、间质性肺疾病、恶性肿瘤、血管炎和其他系统性疾病，如胶原病[89]。所有三种类型的疾病均以肌肉无力为特征，然而感觉功能和固有反射得以保留。大约 50% 的患者还有肌肉和（或）关节的疼痛。在这三种类型肌炎的后期，吞咽、呼吸和颈部肌肉也可能受到累及。

少数研究得出结论，患者可以从中度的功率车和踏步器身体训练中受益。然而，这些研究中纳入的肌炎患者数量太少[8,431]。

中毒性肌病

中毒性肌病（toxic myopathy）是由于摄入外部有毒物质引起的，最常见的有毒物质是药物和酒精。中毒性肌病可表现为肌肉疼痛、肌无力，甚至横纹肌溶解[162]。

7.9 遗传性痉挛性截瘫

遗传性痉挛性截瘫（hereditary spastic paraplegia）也称为遗传性痉挛性下肢轻瘫。遗传性痉挛性截瘫不是一种疾病而是一组临床异质性遗传性疾病。遗传性痉挛性截瘫的特征是下肢痉挛性无力，有两种不同的严重程度：

·简单型，除了腿部痉挛，还有腓肠肌和足的轻度感觉障碍，以及轻微的膀胱排空问题。

·第二组脊髓截瘫疾病包括那些罕见的复杂临床进程伴周围神经损害、癫痫、痴呆、共济失调（随意运动受损）或眼部疾病。

症状通常出现在 20～40 岁，但也可以出现得更早或更晚。患者下肢僵硬逐渐加重，随后出现不稳定的步态和平衡问题。典型的痉挛性截瘫包括腿伸肌痉挛。

这种疾病进展缓慢，若出现迅速恶化或迅速自发改善则提示其他疾病。大约1/3患者出现有尿失禁和尿急等排尿障碍。因为遗传性痉挛性截瘫是通过遗传传播的疾病，暂时还不能对因治疗，因此重点是对症治疗。除了使用药物干预痉挛之外，物理治疗及治疗性锻炼是首选的治疗方法。与其他痉挛性疾病相同，在降低痉挛的同时训练一种功能活动是可选择的手段。步态训练在减少痉挛的同时可训练行走所需要的肌肉。严重受损的痉挛性截瘫患者可受益于能够移动的自行车训练器。

7.10　严重受损患者与治疗性锻炼

"治疗性锻炼"和"严重受损的神经疾病患者"乍一看似乎是一对不可调和的事物，其引出的问题似乎比答案更多。

什么时候称神经疾病患者为"严重受损"？当患者不能再走路，或者当他或她不能再独自完成日常生活活动？

什么时候能够或者应该谈及训练或治疗性锻炼？治疗性锻炼是否需要患者在许多训练设备上主动地锻炼？治疗性锻炼对于严重受损患者的意义不外乎用站立设备站或用自行车训练器训练？

> **注　意**
>
> 这些问题需要一种务实的方法，即严重受损患者只要能耐受极限练习或训练，就可以考虑使用治疗性锻炼。我们应该考虑该锻炼是否合理并适合患者的需要，锻炼能否带来预期的基本运动技能的客观改善。

8　组织事项

8.1　计划训练

对于神经疾病患者来说，最佳的康复计划是治疗锻炼方案取得良好结果的基础。普通的治疗性锻炼也适用于神经疾病患者的治疗性锻炼：在开始治疗之前，至关重要的是获得全面的检查结果，这必然不同于物理治疗师的检查结果。除了功能障碍和能力受损之外，这份综合报告还应包括患者的适应能力、社会背景、情感状态（情感和动机），以及认知需求。这些结果可通过病史采集、各种适当的测试和评价获得。

治疗的目标（短期、中期、长期）是根据这些数据与患者共同确定的。一旦这些目标制定明确，一个训练计划就构成了治疗性锻炼的基本形式。当治疗性锻炼方案付诸实施时，任何时间出现的结果都应该与目标进行比较，根据情况对目标做相应修改。神经疾病患者的训练与其他患者

的训练基本上没有区别。确定训练参数的决定性因素包括各自的诊断、残疾的严重程度、患者的目标及康复预后。各个临床表现的训练参数在第 7 章中已有论述。请注意这些参数必须适应患者的特定能力和日常的变化。

在文献中，修订的 Karvonen 公式与 Borg 量表是目前控制耐力训练的首选方法。将最大肌力参数用于制订肌力训练计划对于许多神经疾病患者来说并不总是可行的或可取的。尽管如此，人们反复表示肌力训练应该以最大肌力的大约 40% 进行。

> **注　意**
>
> 人们可以在制订神经功能缺损患者的训练计划时使用 Borg 量表作为指标。这也将有助于根据日常或即时的体力波动调整训练。

然而，神经疾病患者的训练不能固定在一种模式中。患者的问题在个体之间相差巨大，可能某一天或一天

内某一时刻都不同。尤其是在患者伴有神经肌肉接头障碍时，锻炼必须仔细调整以适应具体日期的身体状况以避免损伤肌肉组织。

精心安排的间断休息是神经缺陷患者康复中进行治疗性锻炼的一个有益的、必要的补充。这些间断休息必须得到遵守，尤其是多发性硬化症和神经肌肉疾病患者。

休息并不意味着患者正规地坐着。相反，在这段时间内患者应该训练其他肌群，或者患者在观察下利用这段时间学习新的代偿策略和动作序列。

> **注 意**
>
> 间断休息的时间总是取决于患者的健康状况。然而，休息时间不应太长。适用以下经验法则：
> · 对于简单的运动，休息时间大约是锻炼时间的一半。
> · 对于复杂的运动，休息时间大约相当于锻炼所需的时间。

8.2 人员需求

> **注 意**
>
> 在神经病学治疗性锻炼中，只能把患者委托给那些在神经病学医疗和指导方面有丰富经验的治疗师。

与骨科患者和手术后患者相比，由于患者具有多种残疾，治疗性锻炼的个人投入明显高出许多。患者尤其是在认知困难的情况下需要巨大的投入。最大的个人投入需求是在训练的开始及学习新的锻炼时。

从事治疗性锻炼的物理治疗师必须熟悉适当的设备，必须精通训练研究和运动学习的基本知识。运动研究人员和运动治疗师必须接受神经病理学基础训练。此外，他们必须对神经疾病患者物理治疗所获得的结果有一个基本理解。

定期对所有参与治疗性锻炼的人员进行培训对于确保医疗质量至关重要。为保持各个患者的医疗标准和质量，在任何特定时间段内只允许有少数"新"患者入院进组治疗。这个小组的患者病情应该轻重很好地搭配。重要的是，所有的患者都应该真正得到他们需要的关注和指导。

患者必须得到很好的指导，以使他们能从治疗性锻炼中获得最大益处。对神经疾病患者治疗性锻炼的指导投入明显多于肌肉骨骼或心血管方面的训练。促进神经疾病患者指导的一种方式是使用配备有芯片功能的训练设备，能自动执行预先设置的程序和训练参数。然而，这些设备不能自动检测患者操作水平的上下波动。即使患者能使用带有自动设置的训练设备，也必须接受训练有素的专业人员的指导。

随着无数机器设备应用于治疗性锻炼，患者很难或根本不可能操纵轮椅直接进入设备中。这提示常常需要帮助患者使用设备。护理人员必须接受培训并能够完成这些转移。

机器设备还必须有足够大的座椅，让即使是严重受损的患者也可以舒适、安全地坐着。在较大的机构中患者数量多，必须确保有足够的护理人员能根据患者需要提供辅助。康复机构和医院中的治疗性锻炼大厅应该尽可能长时间地保持开放，以方便锻炼。允许已经独立的患者进行训练，康复机构也应该提供在工作人员监督下进行的特定训练时间，这个工作人员不一定是治疗师。患者在这些时间训练必须经他们的医生或治疗师对该训练的认可。

8.3　设施需求

神经疾病患者治疗性锻炼所需的

设施和骨科患者使用的没有什么差异。重要的是在各个设备之间要有足够的空间，以便坐轮椅的患者进入并能够转移到设备上。

设备的选择至关重要，而且能根据患者的需要调整（参见第 6 章）。给设备编号并在训练计划中使用这些编号是个好主意，这样患者就可以很容易地找到相应的设备。在康复机构或诊所中，主治医生偶尔会应治疗师的要求转诊患者接受治疗性锻炼。门诊部需要不同的组织形式，因为设备训练通常不被包括在健康保险基金支付之内。如果治疗性锻炼设备没有办法使用法定医疗保险基金支付，那么患者就必须自己支付这项服务的费用。

9 测试与评价

9.1 神经康复的测试

有许多测试和评价工具可用于临床表征和症状的检查(图 9.1，图 9.2，图 9.3，图 9.4，图 9.5，图 9.6，图 9.7)。在许多诊所和康复机构，由管理层规定使用哪些测试。在治疗中心，想用这些测试严格地评估治疗的效应通常是不够的。然而，即使是在门诊工作的治疗师也已经习惯了健康保险基金需要的有关治疗的证据。这就是为什么测试和评估要进行科学验证。

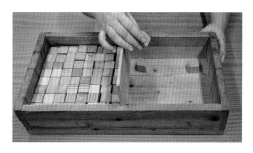

图 9.2　盒子和木块测试(box and block test，BBT)

这里介绍的测试指标(表 9.1)即使在门诊通常也可以快速、容易地完成。大多数测试和适用的评估说明都可以在互联网上或通过文献找到。表 9.1 中列出的测试指标既不全面也不具有唯一性。许多地区也有替代测试。然而，重要的是这些测试是经过验证的。

在神经疾病患者的治疗性锻炼中，有必要确定患者的功能并记录患者的进步。有大量的测试方法可用于此目的。

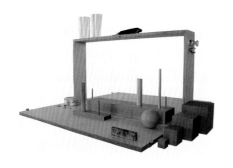

图 9.1　上肢动作研究测试(action research arm test，ARAT)

动态步态指数				
患者姓名			出生日期：	
测试者				
助行器			日期：	
项目			分数	
1	水平地面步行 20m			
2	变速步行，5m 正常速度，5m 快速，5m 慢速			
3	步行时左、右转头			
4	步行时仰头、低头			
5	步行并转身 180°			
6	步行越过障碍物			
7	步行，从左侧和右侧绕过障碍物			
8	上楼梯			
总分数（最高 24 分）				

图 9.3　动态步态指数（DGI）

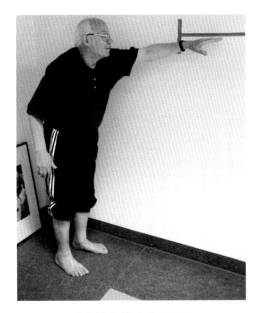

图 9.4　功能性前伸试验（FRT）

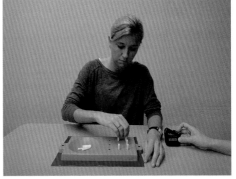

图 9.5　九孔柱试验（nine hole peg test，NHPT）。

127

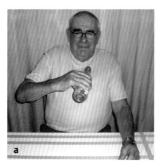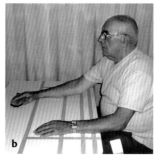

图 9.6　Wolf 运动功能试验

Tinetti 试验		步长和步高，左足离地	
	坐位平衡		步行时左足未超过右足
0	倾斜或从椅子下滑	0	步行时左足未超过右足
1	稳定，安全	1	右足迈步
		0	左足未完全离地
		1	左足完全离地
	从椅子上站起		迈步对称性
0	没有帮助不能站起来	0	左、右步长不相等
1	能，使用手臂帮助	1	左、右步长相等
2	能，不用手臂帮助		
	尝试站起来		迈步连续性
0	没有帮助不能站起来	0	两步之间停顿或不连续
1	能，尝试 >1 次	1	两步之间连续
2	能站起来，1 次尝试		
	瞬时的站立平衡（前 5s）		路径
0	不稳定(摇晃，脚移动，躯干摇摆)	0	明显偏斜
1	稳定，但使用助行器或其他支持	1	轻、中度偏斜或使用助行器
2	稳定，不用助行器或其他支持	2	不用助行器走直线
	站立平衡（保持双足并拢）		躯干
0	不稳定	0	明显摇摆或使用助行器
1	稳定，但是步距宽，并使用支持	1	无摇摆但屈膝或屈背，或使用手臂保持稳定
2	窄的步距站立，无须支持		
		2	无摇摆、屈曲，或使用手臂或助行器

	轻推(用手掌推患者胸部 3 次)		行走时
0	开始跌倒	0	两足跟分开
1	摇晃,伸手抓	1	步行时足跟几乎接触
2	稳定		
	闭眼(可能的话双足并拢)		转身 360°
0	不稳定	0	不连续的迈步
1	稳定	1	连续
		0	不稳定(抓,摇晃)
		1	稳定
	起步(在被告知"开始"后立开始)		坐下
0	延迟或多次尝试	0	不安全(错误判断距离,跌坐到椅子上)
1	无延迟	1	使用手臂或不顺畅的动作
		2	安全,顺畅的动作
	步长和步高,右足离地		= 平衡评分结转(最大 16 分)
0	步行时右足未迈过左足		
1	左足迈步		= 步态评分(最大 12 分)
0	右足未完全离地		
1	右足完全离地		= 总分 = 平衡评分 + 步态评分(最大 28 分)

图 9.7　Tinetti 试验(Tinetti 平衡评价工具)

注　意

　　这些测试必须有效、实用、可靠,并且敏感性较好。

有效性　有效性这个术语是指测试已经得到确认,并且在国际上得到认可。

实用性　一种测试的实用性是检查特殊设备或软件的必要性、测试者训练投入的效应及投入测试的时间。

可靠性　可靠性的另一个词是恒定性,这意味着测量的数值相当于实际值。同一个检查者重复测试时会产生相同的结果,两个不同的治疗师完成测试后应该产生相同的结果。

反应性　反应性是指敏感性,重要的是确保康复中即使是微小的改善在测量中也敏感。

表 9.1　测试指标

试验	简要描述
上肢动作研究测试（ARAT）[241]	ARAT 是一项运动功能测试，用来评估臂、手及手指的活动。它测试单侧手臂活动，由 4 组测试组成（抓、握、捏、粗大运动），总共有 19 项测试任务来评价手和手指的功能及臂功能。这 19 项任务分为 4 个等级（0~3）。最大得分为 57 分。该试验旨在评估神经损伤或障碍的上肢功能改善程度。所需材料包括桌子和椅子、积木、磨刀石、球、滚珠、大理石、玻璃杯、吸管。所需时间大约 8~15min（图 9.1）
奥地利活动能力量表（AMS）[10]	这一量表测量卧床患者的活动效果变化。由于在第 4 章国际功能、残疾和健康分类（ICF）"活动"类别中的"行走能力"没有总的量表，Ammer 及其同事开发了 AMS。根据 Rivermead 评分和 Eslinger 转移量表通过同时记录患者的活动能力来验证和评估该量表的实用性
Barthel 指数[245]	Barthel 指数有助于评估日常生活活动的能力，并系统地分别记录独立性或护理需求（表 9.2）
Berg 平衡量表（BBS）[25]	BBS 是为了测量平衡和老年人跌倒风险而开发的。后来，它也被用于脑卒中后、多发性硬化症和脑损伤患者。BBS 被视为衡量平衡和评估跌倒风险的金标准。用 14 项活动 0~4 分进行测试稳定性和平衡反应（主要是站立时）。需要帮助时就要减分。所需时间为 15~20min。所需材料包括秒表、卷尺和一个台阶或矮凳（表 9.3）
盒子和木块测试（BBT）[69]	BBT 是一项运动功能测试，用于评价手的粗大的灵巧度。这项活动包括在 60s 内从盒子的一侧移动尽可能多的木块（2.5cm 边长）到盒子内的另一侧。对移动过去的木块进行计数。BBT 适用于所有年龄段的患者。对于手臂功能最差的患者，具有一个地板（下限）效应（图 9.2）
动态步态指数（DGI）[368]	DGI 测量患者调整步态以适应不同日常活动需求的能力（图 9.3）
扩展的残疾状态量表（EDSS）[218]	EDSS 评估多发性硬化症患者的神经缺陷并确定其严重程度。EDSS 过于粗略，无法描述康复进展情况（表 9.4）

试验	简要描述
冻结步态问卷（FOGQ）[144]	即用于帕金森病患者的冻结步态调查问卷。调查问卷由患者回答的 6 个问题组成（表 9.5）
Fugl-Meyer 试验（FM）[140]	Fugl-Meyer 试验可用于测试脑卒中后患者运动问题的恢复。它分为上肢和下肢部分。测试很耗时并且只限于功能水平的测试
功能性步行分级（FAC）	步行能力的评估。这个评估很容易完成，但其分级非常粗略。此分级描述了活动能力相关的"里程碑"（表 9.6）
功能性独立量表（FIM）（Granger 等[151]）	FIM 可用于任何需要评估日常生活活动的患者。测试项目涵盖了日常生活中的 18 项活动，其中 13 项用于描述运动项目，它们包括 4 个分量表，即自我照顾、大小便节制、转移和移动；最后 5 项用来评估认知能力，由两个交流和认知的分量表组成。各个项目的评分等级为 1~7 分，其中 7 分表示在适当的时间内完全独立地完成任务。1 分表示不能完全独立（患者参与执行任务少于 25%）。该量表评估患者在日常生活中实际做了什么，而不是理论上能够做什么（表 9.7）
功能性前伸试验（FRT）[102]	FRT 是一种评估平衡的运动功能测试。其测量患者在不失去平衡的情况下向前伸手臂的长度。患者靠墙站立，面部与墙平行。用一个水平标尺挂在与肩膀同高的墙上。指示患者握拳，躯干前屈，尽可能向前伸双臂而不失去平衡。记录 5 次尝试中 3 次的结果平均值（图 9.4）
格拉斯哥昏迷量表（GCS）[102]	GCS 已经成为一种标准的临床测试，尽管这种量表经常被批评未测试对光反射和瞳孔反射等。在口头指令或刺激下，评估以下项目： ·最好的口头反应 ·最好的运动反应 ·眼睛睁开 每一项都以 1~5 分的标准进行评估。根据分值确定颅脑损伤的严重程度： ·严重颅脑损伤，3~8 分 ·中度重型颅脑损伤，9~12 分 ·轻度颅脑损伤，13~15 分

续表

试验	简要描述
粗大运动功能分级系统（GMFCS）	GMFCS 是一项标准化、经过验证的、可靠的系统，根据运动障碍按 5 点序数评分对脑瘫患儿（ICP）进行分级。GMFCS 源于 GM-FM，并考虑了儿童发育的运动阶段。
医学研究委员会（MRC）量表	用 MRC 量表测量麻痹的严重程度。在神经病学中，应该有一个从反射抑制初始位进行的等长测试（表 5.4）
Würzburg 多发性硬化症疲劳清单（WEIMuS）	该项测试用于记录多发性硬化症患者的疲劳。患者按 0~4 级回答全部问题（表 9.8）
九孔柱试验（NHPT，精细运动控制）[254]	NHPT 适用于测量手指的灵活性。测试只需要少许材料和时间。NHPT 测试需要患者放置 9 根 32mm 长（直径 9mm）木柱在木板的孔中，然后再次移除它们所需的时间。优势手先测试。健康受试者需要大约 30s 来完成该试验（图 9.5）
帕金森病联合评分量表（UPDRS）[57]	UPDRS 发布于 1987 年，融合了以前所有的帕金森病主要运动症状的量表。UPDRS 在世界范围得到认可，可以在整个临床范围内使用。它几乎涵盖了所有的运动症状和运动并发症。UPDRS 的缺点是个别评估项目的指令没有明确定义；文本中对个别严重程度的定义有些模糊。由于有地板效应，在症状轻微的帕金森病早期很难用 UPDRS 来评估患者。因此，运动障碍学会研发了一个 UPDRS 新版本，即 MSD-UPDR[318]。
Rivermead ADL 量表	Rivermead ADL 量表通常为作业治疗师使用。它评定自理（16 项任务）和扩展的家庭环境中（15 项任务）的独立性，包括日用品店购物、铺床等
Rivermead 活动指数	该指数根据 15 项任务（从床上翻身到步行）测定患者的活动能力
脑卒中影响量表（SIS）	SIS 测定生活质量，特别是卒中后患者的生活质量。通过反复询问患者，治疗师可以评价对患者生活质量干预的效应（表 9.9）

续表

试验	简要描述
计时步行试验	该测试检测不同疾病的步行能力。包括在不同距离和时间内的步行速度和的步行耐力（5m、10m 和 20m 的速度，以及 2min、6min 和 20min 的耐力）。经常使用的是 10m 步行试验（速度）和 6min 步行试验（耐力）。健康受试者 6min 步行试验的参考值在男性约 600m，女性约 500m。根据 Troosters 等[407] 的公式，6min 步行试验的参考值可按如下方式计算： 步行距离（m）= 218.0 +（5.14 × 身高 – 5.32 × 年龄） （1.8 × 体重 + 51.31 × 性别） （身高单位为厘米，年龄单位为年，体重单位为千克，性别中男性为 0，女性为 1）[354]
计时"起立和行走"（TUG）试验[317]	患者放松，坐在有扶手的椅子上，站起来，步行 3m，转身，然后回到椅子上。测量患者返回初始位置所需的时间。椅子的座位高约 46cm。TUG 试验用于评估维持平衡能力有限的患者。评估分为三类：<20s、20～30s 和 >30s。
行为导向的活动能力评估（POMA）或 Tinetti 评分[404]	POMA 检测老年人跌倒的风险，但也可用于其他有跌倒风险的患者（图 9.7）
Wolf 运动功能试验（WMFT）	WMFT 是手臂运动功能的标准化运动测试。最初是为脑卒中或颅脑外伤后参与强制性使用疗法的患者开发的。患者完成日常生活中使用的 16 种运动（粗大运动和精细运动技能）。用于评估运动的质量（0～5 分）和功能（0～5 分），以及所需的时间（图 9.6）

表 9.2 Barthel 指数

日常生活活动（ADL）	评估
排便	0 = 失禁 1 = 偶尔的"事故"（每周一次） 2 = 节制

续表

日常生活活动(ADL)	评估
膀胱	0 = 失禁或插管，不能自我调节 1 = 偶尔的"事故"（<24h 一次） 2 = 节制
梳洗	0 = 梳洗需要帮助 1 = 独立；洗脸、梳头发、刷牙、剃须(适当的辅助)
如厕	0 = 依赖 1 = 需要一些帮助，通常可以单独完成 2 = 独立(坐下、站起、擦拭、穿衣服)
进食	0 = 不能 1 = 需要帮助切断食物、抹黄油等 2 = 独立
转移(床-椅子往返)	0 = 不能，没有坐位平衡 1 = 很多帮助(一人或两个人用力) 2 = 少量帮助(口头或身体) 3 = 独立
活动能力	0 = 不能动 1 = 坐轮椅 2 = 在他人的帮助下行走(口头或身体) 3 = 独立(可能使用助行器)
穿衣服	0 = 依赖 1 = 一半靠自己，一半靠辅助 2 = 独立(包括系纽扣、拉拉链、扣皮带等)
上楼梯	0 = 不能 1 = 需要帮助(口头、身体或辅具) 2 = 独立
沐浴	0 = 依赖 1 = 独立(包括淋浴)
总计	0～20 分

表 9.3　Berg 平衡量表 (BBS)

Berg 平衡量表的项目	1	2	3	4
从坐到站				
没有支持站直				
没有支撑坐直，双足在地面上				
从站立到坐				
转移				
闭着眼睛站立				
双足并拢站直				
双臂抬起来，身体前倾				
从地上捡起东西				
转身，回头左右看				
在原地转身（360°）				
直立无支持时动态转移体重（足踏足凳的次数）				
保持无支撑直立（一只脚放在另一只脚的前面）				
单腿直立				

注：最高分 56 分；低于 36 分表示可能跌倒

表 9.4　扩展的残疾状态量表 (EDSS)

等级	
0.0	正常神经检查(所有功能系统均为 0 级)
1.0	无残疾，一个功能系统有最小的异常(即 1 级)
1.5	无残疾，一个以上的功能系统有最小的异常（大脑功能除外；1 级以上）
2.0	一个功能系统有最小的残疾(一个系统：2 级；其他系统：0 或 1 级)
2.5	两个功能系统有最小的残疾(两个系统：2 级；其他：0 或 1 级)
3.0	一个功能系统有中度残疾(一个系统：3 级；另一个系统：0 或 1 级)或三至四个功能系统有轻度残疾（三或四个系统：2 级；其他：0 或 1 级）
3.5	完全能够行走，但在一个功能系统和一或两个系统（2 级），或两个系统（3 级），或五个系统（2 级，其他：0 或 1 级)有中度残疾（3 级）
4.0	能够在无帮助和休息的情况下行走至少 500m，尽管有相对严重的残疾，每天活动时间约为 12h(一个功能系统：4 级；其他：0 或 1 级)

续表

等级	
4.5	能够在无帮助和休息的情况下行走约200m，能够全天工作，活动有一定限制，需要最少的帮助，相对严重的残疾（一个功能系统：4级；其他：0或1级）
5.0	能够在无帮助和休息的情况下行走约200m；残疾严重到足以影响日常生活活动（如不采取特别措施工作一整天；一个功能系统：5级；其他：0级或1，或超过4级的较低等级的组合）
5.5	能够在无帮助和休息的情况下行走大约100m；残疾严重到足以使正常日常工作成为不可能（功能系统相当于5级）
6.0	需要间断性支撑或一侧持续支撑（前臂拐杖、拐杖或夹板）不休息行走100m，（功能系统相当于两个以上系统3级以上的组合）
6.5	需要持续的支撑（前臂拐杖、拐杖或夹板）不休息行走约20m（功能系统相当于6.0中那样）
7.0	即使有帮助，也无法行走超过5m，大部分时间被限制在轮椅上，不用帮助可以自己转移（功能系统相当于两个以上系统的组合：4级＋；几乎没有锥体束征：仅5级）
7.5	行走不能超过几步；被限制在轮椅上；转移需要帮助，能独自移动轮椅但不能整天坐在轮椅上；可能需要电动轮椅（功能系统相当于7级）
8.0	大部分被限制在床上或轮椅上；梳洗大部分独立，通常能很好地使用手臂（功能系统相当于在多个系统中通常为4级＋的组合）
8.5	甚至在白天，大部分人都被限制在床上；偶尔能很好地使用手臂，偶尔也能自己梳洗（功能系统相当于8级）
9.0	无助的卧床患者；可以进食和交流（功能系统等同于一个组合，通常是4级以上）
9.5	完全无助的患者，不能进食、吞咽或交流（功能系统相当于一种组合，几乎都是4级以上）
10.0	因多发性硬化症导致死亡

表 9.5 冻结步态问卷(FOGQ)(德国版)

在你最糟糕的情况下，你会走路吗？	
正常	☐
接近正常	☐
稍微慢一点	☐
缓慢但完全独立	☐
用支撑或助行器	☐
一点也不能走路	☐
你的步态紊乱会影响你的日常生活和独立吗？	
完全没有	☐
只是稍微	☐
中度	☐
严重	☐
我无法过独立的生活	☐
当你走路、转身或试着开始走路时，你有没有感觉到你的脚会粘在地上(冻结)？	
从不	☐
极少，大约每个月一次	☐
很少，大约每周一次	☐
经常，大约每天一次	☐
持续地，每当我走路的时候	☐
你最长的冻结期持续了多久？	
从未发生	☐
1～2s	☐
3～10s	☐
11～30s	☐
行走不能超过30s	☐
当你开始走路时，你的延迟通常会持续多久？	
无延迟	☐
超过1s	☐
超过3s	☐
超过10s	☐
超过30s	☐

续 表

当你转身时，你的延迟通常会持续多久（转身冻结）？	
无延迟	☐
在 12s 内连续转身	☐
在 3～10s 内连续转身	☐
在 11～30s 内连续转身	☐
超过 30s 后无法连续转身	☐

表 9.6　功能性步行分级（FAC）

步行能力	FAC 值
患者不能行走或在行走时需要两名或更多治疗师的帮助	0
患者依赖于另一个人的持续帮助，这个人帮助负重和维持平衡	1
患者依赖他人持续或间歇的帮助来保持平衡和协调	2
患者依赖于另一个人的口头支持或陪伴，而不包括即时的身体帮助	3
患者在水平面上独立行走，只在爬楼梯或在困难的表面上行走时需要轻微的帮助	4
患者能够在各种情况下独立行走	5

资料来源：Mehrholz, J. Den Gang zuverlässig beurteilen. pt_ Zeitschrift für Physiotherapeuten. 2007,（11）：1096－1104

表 9.7　功能性独立量表（FIM）

功能性独立量表（FIM）	1	2	3	4	5	6	7
自我照顾							
A 进食和饮水	☐	☐	☐	☐	☐	☐	☐
B 梳洗	☐	☐	☐	☐	☐	☐	☐
C 洗澡、淋浴、洗涤	☐	☐	☐	☐	☐	☐	☐
D 穿上身衣服	☐	☐	☐	☐	☐	☐	☐
E 穿下身衣服	☐	☐	☐	☐	☐	☐	☐
F 个人卫生	☐	☐	☐	☐	☐	☐	☐
大小便控制							
G 膀胱控制	☐	☐	☐	☐	☐	☐	☐

功能性独立量表（FIM）	1	2	3	4	5	6	7
H 肠道控制	☐	☐	☐	☐	☐	☐	☐
转移							
I 椅子、床、轮椅	☐	☐	☐	☐	☐	☐	☐
J 马桶座	☐	☐	☐	☐	☐	☐	☐
K 淋浴、浴缸	☐	☐	☐	☐	☐	☐	☐
移动							
L 步行、轮椅*	☐	☐	☐	☐	☐	☐	☐
M 爬楼梯	☐	☐	☐	☐	☐	☐	☐
交流							
N 理解、声音、视觉*	☐	☐	☐	☐	☐	☐	☐
O 语言表达、非语言表达	☐	☐	☐	☐	☐	☐	☐
认知技能							
P 社会行为	☐	☐	☐	☐	☐	☐	☐
Q 解决问题	☐	☐	☐	☐	☐	☐	☐
R 记忆	☐	☐	☐	☐	☐	☐	☐

1 = 完全依赖，<25%；2 = 完全依赖，25%～49%；3 = 部分依赖，40%～74%；4 = 部分依赖，75%～99%；5 = 在监护下部分依赖；6 = 有限的独立；7 = 完全独立。* 如果不适用，请删除

表 9.8　Würzburg 多发性硬化症疲劳清单（WEIMuS）

	上周	0	1	2	3	4
1	疲劳是对我影响最大的三种症状之一					
2	由于疲劳，我无法清晰地思考					
3	由于疲劳，我很难在家里或工作中做决定					
4	疲劳损害体力活动					
5	由于疲劳，我很难集中注意力					
6	体力活动导致疲劳加重					
7	由于疲劳，我变得健忘					
8	疲劳使我无法完成某些活动和任务					
9	由于疲劳，我很难完成需要集中精力做的事情					

	上周	0	1	2	3	4
10	由于疲劳，我没有主动性去做需要集中精力的事情					
11	疲劳影响了我的工作、家庭或社交生活					
12	疲劳经常给我带来问题					
13	由于疲劳，我不能很专心了					
14	由于疲劳，我的思维迟钝					
15	由于疲劳，我很难长时间追踪事情了					
16	疲劳影响了我的锻炼耐力					

注意：每条陈述的评估等级为 0（从不）~4（几乎总是）

表 9.9　脑卒中影响量表摘录

关于肌力的问题				
在过去的一周内，你认为你有多大的肌力？				
A：受脑卒中严重影响的手臂				
许多力量⑤	很多力量④	一些力量③	少量力量②	完全没有力量①
B：受脑卒中严重影响的手臂抓握时				
许多力量⑤	很多力量④	一些力量③	少量力量②	完全没有力量①
关于情绪的问题				
在过去的一周内，有多频繁？				
A：你悲伤吗？				
从不⑤	很少④	偶尔③	经常②	总是①
B：你有没有感到没有人接近你？				
从不⑤	很少④	偶尔③	经常②	总是①
C：你有没有觉得自己是别人的负担？				
从不⑤	很少④	偶尔③	经常②	总是①
关于日常生活活动的问题				
在过去的两周里，你有多困难？				
A：你用刀叉切食物？				
一点也不困难⑤	有点困难④	相当困难③	非常困难②	不能①
B：穿上身衣服（从腰部以上）？				
一点也不困难⑤	有点困难④	相当困难③	非常困难②	不能①

注：关于脑卒中影响的问卷

10 扩展阅读

[1] Ackermann H. Ataxie. Assessment und Management. In: Frommelt P, Lösslein H, eds. NeuroRehabilitation. 3. Aufl. Heidelberg: Springer, 2010

[2] Ada L, Canning CG, Low SL. Stroke patients have selective muscle weakness in shortened range. Brain, 2003, 126(Pt3): 724 – 731

[3] Agre JC, Rodriquez AA, Franke TM, et al. Low-intensity, alternate-day exercise improves muscle performance without apparent adverse effect in postpolio patients. Am J Phys Med Rehabil, 1996, 75(1): 50 – 58

[4] Agre JC, Rodriquez AA, Franke TM. Strength, endurance, and work capacity after muscle strengthening exercise in post-polio subjects. Arch Phys Med Rehabil, 1997, 78(7): 681 – 686

[5] Aitkens SG, McCrory MA, Kilmer DD, et al. Moderate resistance exercise program: its effect in slowly progressive neuromuscular disease. Arch Phys Med Rehabil, 1993, 74(7): 711 – 715

[6] Alacamlioglu Y, Amann-Griober H, Prager C. Schlaganfallrehabilitation-Teil 2. Österr Z. Phys Med Rehabil, 2002, 12 (1): 3 – 8

[7] Alexanderson H. Exercise: an important component of treatment in the idiopathic inflammatory myopathies. Curr Rheumatol Rep, 2005, 7(2): 115 – 124

[8] Alexanderson H, Lundberg IE. The role of exercise in the rehabilitation of idiopathic inflammatory myopathies. Curr Opin Rheumatol, 2005, 17 (2): 164 – 171

[9] Altschuler EL, Wisdom SB, Stone L, et al. Rehabilitation of hemiparesis after stroke with a mirror. Lancet, 1999, 353 (9169): 2035 – 2036

[10] Ammer K, Bochdansky T, Prager Ch. Patientenmobilisierung und Mobilitätsskala. Österr Z Phys Med Rehabil, 2004, 14 (1): 29 – 34

[11] Andersen LL, Zeeman P, Jφrgensen JR, et al. Effects of intensive physical rehabilitation on neuromuscular adaptations in adults with poststroke hemiparesis. J Strength Cond Res, 2011, 25 (10): 2808 – 2817

[12] Ansved T. Muscle training in muscular dystrophies. Acta Physiol Scand, 2001, 171 (3): 359 – 366

[13] Archer T, Fredriksson A, Johansson B.

Exercise alleviates Parkinsonism: clinical and laboratory evidence. Acta Neurol Scand, 2011, 123 (2): 73 – 84

[14] Arya KN, Pandian S, Verma R, et al. Movement therapy induced neural reorganization and motor recovery in stroke: a review. J Bodyw Mov Ther, 2011, 15 (4): 528 – 537

[15] AWMF online. www. awmf. org/leitlinien/detail/ll/024-018. html-Schädel-Hirn-Trauma im Kindesalter, Stand: 05.10.2012

[16] Balducci S, Iacobellis G, Parisi L, et al. Exercise training can modify the natural history of diabetic peripheral neuropathy. J Diabetes Complications, 2006, 20 (4): 216 – 223

[17] Banaschewski T, Besmens F, Zieger H, et al. Evaluation of sensorimotor training in children with ADHD. Percept Mot Skills, 2001, 92 (1): 137 – 149

[18] Bardt T. Multimodales zerebrales Monitoring bei Patienten mit schwerem Schädel-Hirn-Trauma [Dissertation]. Berlin: Medizinische Fakultät der Charité, 2001

[19] Barnes MP, Ward AB. Textbook of rehabilitation. Oxford: Oxford University Press, 2000

[20] Bauer HL, Kesserling J, Beer S. Medizinische Rehabilitation und Nachsorge bei Multipler Sklerose. Stuttgart: G. Fischer, 1989

[21] Bazelier MT, de Vries F, Bentzen J, et al. Incidence of fractures in patients with multiple sclerosis: the Danish National Health Registers. Mult Scler, 2012, 18 (5): 622 – 627

[22] Beer S, Kesselring J. Neurorehabilitation bei multipler Sklerose. Schweiz Arch Neurol Psychiatr, 2009, 2: 46 – 51

[23] Elbert T, Rockstroh B, Bulach D, et al. Die Fortentwicklung der Neurorehabilitation auf verhaltensneurowissenschaftlicher Grundlage. Beispiel constraint-inducedtherapie. Nervenarzt, 2003, 74 (4): 334 – 342

[24] Bello-Haas VD, Florence JM, Kloos AD, et al. A randomized controlled trial of resistance exercise in individuals with ALS. Neurology, 2007, 68 (23): 2003 – 2007

[25] Berg K, Wood-Dauphinee S, Williams Jl, et al. Clinical and laboratory measures of postural balance in an elderly population. Physiother Can, 1989, 41: 304 – 311

[26] Berlit P. Klinische Neurologie. 3. Aufl. Heidelberg: Springer, 2011

[27] Bernier JN, Perrin DH. Effect of coordination training on proprioception of the functionally unstable ankle. J Orthop Sports Phys Ther, 1998, 27(4): 264 – 275

[28] Bernsen RA, de Jager AE, van der Meché FG, et al. How Guillain-Barre patients experience their functioning after 1 year. Acta Neurol Scand, 2005, 112 (1): 51 – 56

[29] Berschin G, Schmiedeberg I, Sommer HM. Zum Einsatz von Vibrationskrafttraining als spezifisches Schnellkrafttrainingsmittel in Sportspielen. Leistungssport, 2003, 33 (4): 11 – 13

[30] Bethesda, MD. National Institutes of Health (US). Plasticity and Learning: 2007

[31] Hitec. Bizeps, Trizeps & Co. Available at: www. 3sat. de/page/? source = /hitec/144776/index. html (Erstsendung 31. 05.

2010). Stand: 03.05.2012

[32] Bjarnadottir OH, Konradsdottir AD, Reynisdottir K, et al. Multiple sclerosis and brief moderate exercise. A randomised study. Mult Scler, 2007, 13 (6): 776 – 782

[33] Blair SN, Kohl HW, Gordon NF, et al. How much physical activity is good for health? Annu Rev Public Health, 1992, 13: 99 – 126

[34] BMBF. http://www.gesundheitsforsch-ung-bmbf.de/de/4494. Stand: 10.08.2013

[35] Böhme P, Arnold CR. Muskeldystrophie vom Gliedergürtelty-Therapieergebnisse physikalischer Behandlungen unter stationären Bedingungen. Akt Neurol, 2004, 31: 1 – 5

[36] Borg G. Anstrengungsempfinden und körperliche Aktivität. Dtsch Arztebl, 2004, 101 : 1016 – 1021

[37] Borg G. Physical performance and perceived exertion. Studia Psychologia et Paedagagica. Series altera. Investigationes XI. Lund: Gleerup, 1962

[38] Borggraefe I, Meyer-Heim A, Kumar A, et al. Improved gait parameters after robotic-assisted locomotor treadmill therapy in a 6-year-old child with cerebral palsy. Mov Disord, 2008, 23(2): 280 – 283

[39] Borggräfe I, Kumar A, Schäfer JS, et al. Robotergestützte Laufbandtherapie für Kinder mit zentralen Gangstörungen. Monatsschr Kinderheilkd, 2007, 155 (6): 529 – 534

[40] Bosco C, Iacovelli M, Tsarpela O, et al. Hormonal responses to whole-body vibration in men. Eur J Appl Physiol, 2000, 81(6): 449 – 454

[41] Bosco C. The influence of whole body vibration on jumping performance. Biol Sport, 1998, 15 (3): 157 – 164

[42] Bös K, Brehm W. Gesundheitssport-Abgrenzungen und Ziele. dvs-Informationen, 1999, 14(2): 9 – 18

[43] Bös K. Motorische Leistungsfähigkeit von Kindern und Jugendlichen. In: Schmidt W, Hartmann-Tews I, Brettschneider WD (Hrsg). Erster Deutscher Kinderund Jugendsportbericht. Schorndorf: Karl Hoffmann, 2003, 85 – 107

[44] Braumann KM, Stiller N. Bewegungstherapie bei Internistischen Erkrankungen. Heidelberg: Springer, 2010

[45] Brodal P. The Central Nervous System: Structure and Function. Oxford: Oxford University Press, 1995

[46] Bruyere O, Wuidart MA, Di Palma E, et al. Controlled whole body vibration to decrease fall risk and improve health-related quality of life of nursing home residents. Arch Phys Med Rehabil, 2005, 86(2): 303 – 307

[47] Burkhardt A. Vibrationstraining in der Physiotherapie-Wippen mit Wirkung. Physiopraxis, 2006, 9: 22 – 25

[48] Buschfort R, Hess A, Breit M, et al. Gruppentherapie im Armlabor für den schwer und mäßig betroffenen Arm nach Schlaganfall: Akzeptanz, Auslastung und erste klinische Ergebnisse. Neuro Rehabil, 2009, 15(6): 337 – 343

[49] Bütefisch C, Hummelsheim H, Denzler P, et al. Repetitive training of isolated movements improves the outcome of motor rehabilitation of the centrally paretic hand. J Neurol Sci, 1995, 130(1): 59 –

68

[50] Buttler DS. Mobilisation des Nervensystems. 2. korr. Nachdr. Heidelberg: Springer, 1998

[51] Canning CG, Ada L, Adams R, O'Dwyer NJ. Loss of strength contributes more to physical disability after stroke than loss of dexterity. Clin Rehabil, 2004, 18 (3): 300 – 308

[52] Cano-de-la-Cuerda R, Pérez-de-Heredia M, Miangolarra-Page JC, et al. Is there muscular weakness in Parkinson's disease? Am J Phys Med Rehabil, 2010, 89 (1): 70 – 76

[53] Cardinale M, Lim J. Electromyography activity of vastus lateralis muscle during whole-body vibrations of different frequencies. J Strength Cond Res, 2003, 17 (3): 621 – 624

[54] Carr JH, Shepherd RB. Stroke rehabilitation. Guidelines for exercise and training to optimize motor skill. Oxford: Butterworth Heinemann, 2003

[55] Carter GT. Rehabilitation Management of Neuromuscular Disease. 2006. http://emedicine. medscape. com. Accessed on January 26, 2012

[56] Ceballos-Baumann A. Relevante Studien zur Parkinson-Therapie 2009—2010. Medikamente, aktivierende Therapien und tiefe Hirnstimulation. Nervenheilkunde, 2010, 29:825 – 833

[57] Ceballos-Baumann A, Ebersbach G. Aktivierende Therapien bei Parkinson-Syndromen. Stuttgart: Thieme, 2008

[58] Ceballos-Baumann A, Conrad B. Bewegungs-störungen. 2. Aufl. Stuttgart: Thieme, 2005

[59] Chan KM, Amirjani N, Sumrain M, et al. Randomized controlled trial of strength training in post-polio patients. Muscle Nerve, 2003, 27(3): 332 – 338

[60] Charité. Bed Rest Studie. www. esa. int/esaCP/SEM4EJXJD1E_Germany_0. html, http://www. charite. de/zmk/bedrest/pdf_doc/PM-WeltRaum-Medizin. pdf, Berlin

[61] Chase RA, Cullen JK Jr, Sullivan SA, et al. Modification of intention tremor in man. Nature, 1965, 206 (983):485 – 487

[62] Cherng RJ, Liu CF, Lau TW, et al. Effect of treadmill training with body weight support on gait and gross motor function in children with spastic cerebral palsy. Am J Phys Med Rehabil, 2007, 86 (7): 548 – 555

[63] Chetlin RD, Gutmann L, Tarnopolsky M, et al. Resistance training effectiveness in patients with Charcot-Marie-Tooth disease: recommendations for exercise prescription. Arch Phys Med Rehabil, 2004, 85 (8): 1217 – 1223

[64] Chi L, Masani K, Miyatani M, et al. Cardiovascular response to functional electrical stimulation and dynamic tilt table therapy to improve orthostatic tolerance. J Electromyogr Kinesiol, 2008, 18 (6): 900 – 907

[65] Choi JT, Bastian AJ. Adaptation reveals independent control networks for human walking. Nat Neurosci, 2007, 10 (8): 1055 – 1062

[66] Colombo G, Joerg M, Schreier R, et al. Treadmill training of paraplegic patients using a robotic orthosis. J Rehabil Res Dev, 2000, 37 (6): 693 – 700

[67] Cooper AR, Page AS, Foster LJ, et al. Commuting to school: are children who walk more physically active? Am J Prev Med, 2003, 25 (4): 273 – 276

[68] Crizzle AM, Newhouse IJ. Is physical exercise beneficial for persons with Parkinson's disease? Clin J Sport Med, 2006, 16 (5): 422 – 425

[69] Cromwell FS. Occupational therapists manual for basic skills assessment: primary prevocational evaluation. Pasadena: Fair Oaks Printing, 1965

[70] Cup EH, Pieterse AJ, Ten Broek-Pastoor JM, et al. Exercise therapy and other types of physical therapy for patients with neuromuscular diseases: a systematic review. Arch Phys Med Rehabil, 2007, 88 (11): 1452 – 1464

[71] Bello-Haas VD, Florence JM, Kloos AD, et al. A randomized controlled trial of resistance exercise in individuals with ALS. Neurology, 2007, 68 (23): 2003 – 2007

[72] Dalgas U, et al. Krafttraining bei schubförmig verlaufender Multipler Sklerose. Akt Neurol, 2010, 37: 213 – 218

[73] Dalgas U, Ingemann-Hansen T, Stenager E. Physical exercise and MS-recommendations. Int MS J, 2009, 16(1): 5 – 11

[74] Dalgas U, Kant M, Stenager E. Resistance training in relapsing-remitting Multiple Sclerosis. Act Neurol, 2010, 37(5): 213 – 218

[75] Damiano DL. Activity, activity, activity: rethinking our physical therapy approach to cerebral palsy. Phys Ther, 2006, 86 (11): 1534 – 1540

[76] Damiano DL, Abel MF. Functional outcomes of strength training in spastic cerebral palsy. Arch Phys Med Rehabil, 1998, 79(2): 119 – 125

[77] Dawes H, Korpershoek N, Freebody J, et al. A pilot randomized controlled trial of a home-based exercise programme aimed at improving endurance and function in adults with neuromuscular disorders. J Neurol Neurosurg Psychiatry, 2006, 77(8): 959 – 962

[78] de Souza-Teixeira F, Costilla S, Ayán C, et al. Effects of resistance training in multiple sclerosis. Int J Sports Med, 2009, 30 (4): 245 – 250

[79] Delecluse C, Roelants M, Verschueren S. Strength increase after whole-body vibration compared with resistance training. Med Sci Sports Exerc, 2003, 35 (6): 1033 – 1041

[80] Dengler R. Eine Broschüre der Deutschen Gesellschaft für Muskelkranke DGM e. V. 2002

[81] Dettmers Ch, Bülau P, Weiller C, eds. Rehabilitaion der Multiplen Sklerose. Bad Honnef: Hippo-campus, 2010

[82] Dettmers Ch, Stephan KM. Motorische Therapie nach Schlaganfall. Bad Honnef: Hippocampus, 2011

[83] Dettmers C, Sulzmann M, Ruchay-Plössl A, et al. Endurance exercise improves walking distance in MS patients with fatigue. Acta Neurol Scand, 2009, 120 (4): 251 – 257

[84] Dettmers C, Teske U, Hamzei F, et al. Distributed form of constraint-induced movement therapy improves functional outcome and quality of life after stroke. Arch Phys Med Rehabil, 2005, 86 (2):

204 – 209

[85] Deuschl G, Eggert K, Oertel WH, et al. Parkinson-Krankheit. In: Oertel WH, Deuschl G, Poewe W Hrsg. Parkinsonsyndrom und andere Bewegungsstörungen. Stuttgart: Thieme, 2012

[86] Deutsche Gesellschaft für Neurologie, Hrsg. Akut therapie des ischämischen Schlaganfalls: Leitlinien der Deutschen Gesellschaft für Neuro-logie. 2009

[87] Di Fabio RP, Soderberg J, Choi T, et al. Extended outpatient rehabilitation: its influence on symptom frequency, fatigue, and functional status for persons with progressive multiple sclerosis. Arch Phys Med Rehabil, 1998, 79 (2): 141 – 146

[88] Diemer F, Sutor V. Praxis der medizinischen Trainingstherapie. 2. Aufl. Stuttgart: Thieme, 2011

[89] Diener HC, Putzki N, eds. Leitlinien für Diagnostik und Therapie in der Neurologie. 4. Aufl. Stuttgart: Thieme, 2008

[90] Dietz V. Hintergrund: Central Pattern Generator-Hypothesen und Evidenz. Neuroreha, 2010, 2(1): 28 – 32

[91] Dietz V. Spinal cord pattern generators for locomotion. Clin Neurophysiol, 2003, 114 (8): 1379 – 1389

[92] Dietz V, Berger W. Neue Aspekte zur Pathophysiologie der Spastik. Nervenarzt, 1987, 58 (7): 399 – 402

[93] Dietz V, Müller R. Degradation of neuronal function following a spinal cord injury: mechanisms and countermeasures. Brain, 2004, 127 (Pt 10): 2221 – 2231

[94] Dimitrijevic MR, Gerasimenko Y, Pinter MM. Evidence for a spinal central pattern generator in humans. Ann N Y Acad Sci, 1998, 860: 360 – 376

[95] Dobke B, Schüle K, Diehl W, et al. Apparativ-assistive Bewegungstherapie in der Schlaganfallrehabilitation. Neurol Rehabil, 2010, 16(4): 173 – 185

[96] Dobkin BH. Clinical practice: Rehabilitation after stroke. N Engl J Med, 2005, 352(16): 1677 – 1684

[97] Dodd KJ, Taylor NF, Shields N, et al. Progressive resistance training did not improve walking but can improve muscle performance, quality of life and fatigue in adults with multiple sclerosis: a randomized controlled trial. Mult Scler, 2011, 17(11): 1362 – 1374

[98] Dromerick AW. Evidence-based rehabilitation: the case for and against constraint-induced movement therapy. J Rehabil Res Dev, 2003, 40(1): vii – ix

[99] Drory VE, Goltsman E, Reznik JG, et al. The value of muscle exercise in patients with amyotrophic lateral sclerosis. J Neurol Sci, 2001, 191 (1)(2): 133 – 137

[100] Duncan PW. Synthesis of intervention trials to improve motor recovery following stroke. Top Stroke Rehabil, 1997, 3 (4): 1 – 20

[101] Duncan PW, Wallace D, Lai SM, et al. The stroke impact scale version 2. 0. Evaluation of reliability, validity, and sensitivity to change. Stroke, 1999, 30 (10): 2131 – 2140

[102] Duncan PW, Weiner DK, Chandler J, et al. Functional reach: a new clinical measure of balance. J Gerontol, 1990, 45 (6): M192 – M197

[103] Ebersbach G, Ceballos-Baumann A. Aktivierende therapien bei parkinson-

syndromen. Nervenheilkunde, 2008, 8: 746 – 756

[104] Ebersbach G, Ebersbach A, Edler D, et al. Comparing exercise in Parkinson's disease—the Berlin LSVT® BIG study. Mov Disord, 2010, 25 (12): 1902 – 1908

[105] Ebersbach G, Wissel J. Parkinsonkrankheit und Dystonie. In: Frommelt P, Lösslein H, Hrsg. NeuroRehabilitation. 3. Aufl. Heidelberg: Springer, 2010

[106] Edwards S. Longer-term management for patients with residual or progressive disability. In: Edwards S, Hrsg. Neurological Physiotherapy. 2. Aufl. London: Churchil Livingstone, 2002: 255 – 273

[107] Eek MN, Tranberg R, Zügner R, et al. Muscle strength training to improve gait function in children with cerebral palsy. Dev Med Child Neurol, 2008, 50 (10): 759 – 764

[108] Eickhof C. Wiederherstellung der Innervations-fähigkeit für Zielmotorik durch ein systematisches repetitives Basistraining. In: Eickhof C, Hrsg. Grundlage der Therapie bei erworbenen Lähmungen. München: Plaum Verlag, 2001

[109] Einarsson G. Muscle conditioning in late poliomyelitis. Arch Phys Med Rehabil, 1991, 72 (1): 11 – 14

[110] Einspieler C, Marschik PB. Central Pattern Generators und ihre Bedeutung für die fötale Motorik. Klin Neurophysiol, 2012, 43 (1): 16 – 21

[111] Elbert T, Pantev C, Wienbruch C, et al. Increased cortical representation of the fingers of the left hand in string players. Science, 1995, 270 (5234):

305 – 307

[112] Elbert T, Rockstroh B, Bulach D, et al. Die Fortentwicklung der Neurorehabilitation auf verhaltensneurowissenschaftlicher Grundlage. Beispiel Constraint-induced-Therapie. Nervenarzt, 2003, 74 (4): 334 – 342

[113] Enoka RM. Neuromechanics of human movement. 4th ed. Champaign, IL: Human Kinetic, 2008

[114] Ettema GJC. Contractile behavior in skeletal muscle-tendon unit during small amplitude sine wave perturbations. J Biomech, 1996, 9: 1147 – 1155

[115] Farbu E, Gilhus NE, Barnes MP, et al. EFNS guideline on diagnosis and management of post-polio syndrome. Report of an EFNS task force. Eur J Neurol, 2006, 13 (8): 795 – 801

[116] Farley BG, Koshland GF. Training BIG to move faster: the application of the speed-amplitude relation as a rehabilitation strategy for people with Parkinson's disease. Exp Brain Res, 2005, 167 (3): 462 – 467

[117] Fasoli SE, Trombly CA, Tickle-Degnen L, et al. Effect of instructions on functional reach in persons with and without cerebrovascular accident. Am J Occup Ther, 2002, 56 (4): 380 – 390

[118] Fheodoroff K. Prädiktoren von ADL in der neurologischen Rehabilitation. In: Österreichische Gesellschaft für Neurologie, Hrsg. Neurologisch. Fachmagazin für Neurologie. Wien: Medmedia-Verlag, 2008: S15 – S18

[119] Filipi ML, Kucera DL, Filipi EO, et al. Improvement in strength following

147

resistance training in MS patients despite varied disability levels. NeuroRehabilitation, 2011, 28(4): 373 – 382

[120] Fischer CP. Interleukin-6 in acute exercise and training: what is the biological relevance? Exerc Immunol Rev, 2006, 12: 6 – 33

[121] Fisher MA, Langbein WE, Collins EG, et al. Physiological improvement with moderate exercise in type II diabetic neuropathy. Electromyogr Clin Neurophysiol, 2007, 47(1): 23 – 28

[122] Fitts PM, Posner MI. Human Performance. Oxford: Brooks and Cole, 1967

[123] Flansbjer UB, Lexell J, Brogårdh C. Long-term benefits of progressive resistance training in chronic stroke: a 4-year follow-up. J Rehabil Med, 2012, 44 (3): 218 – 221

[124] Flansbjer UB, Miller M, Downham D, et al. Progressive resistance training after stroke: effects on muscle strength, muscle tone, gait performance and perceived participation. J Rehabil Med, 2008, 40(1): 42 – 48

[125] Foerster O. Kompensatorische Übungstherapie. In: Vogt H, Hrsg. Handbuch der Therapie der Nervenkrankheiten. Jena: Gustav Fischer, 1916

[126] Foerster O. Übungstherapie. In: Bumke O, Foerster O, Hrsg. Handbuch der Neurologie, Bd 8. Berlin: Springer, 1936

[127] Forssberg H. Ontogeny of human locomotor control. I. Infant stepping, supported locomotion and transition to independent locomotion. Exp Brain Res, 1985, 57(3): 480 – 493

[128] Freivogel S, Schmalohr D, Mehrholz J.

Improved walking ability and reduced therapeutic stress with an electromechanical gait device. J Rehabil Med, 2009, 41(9): 734 – 739

[129] Freivogel S. Forced-use-Therapie. In: Mehrholz J, Hrsg. Neuroreha nach Schlaganfall. Stuttgart: Thieme, 2011

[130] Freivogel S. Motorische Rehabilitation nach Schädelhirntrauma. München: Pflaum Verlag, 1997

[131] Freivogel S, Hummelsheim H. Qualitätskriterien und Leitlinien für die motorische Rehabilitation von Patienten mit Hemiparesen. Aktuelle Neurol. 2003, 30: 401 – 406

[132] Frenkel HS. Die Behandlung der Tabische Ataxie mit Hilfe der Übung: Compensatorische Uebungstherapie, ihre Grundlagen und Technik. Leipzig: F. C. W. Vogel, 1900

[133] Frevel D, Mäurer M. Sport bei Multipler Sklerose. Akt Neurol, 2012, 39: 248 – 253

[134] Friedmann B. Neuere Entwicklungen im Krafttraining. Muskuläre Anpassungsreaktionen bei verschiedenen Krafttrainingsmethoden. Dtsch Z Sportmed, 2007, 58(1): 12 – 18

[135] Fries W, Freivogel S. Motorische Rehabilitation. In: Frommelt P, Lössein H, Hrsg. NeuroRehabilitation. 3. Aufl. Heidelberg: Springer, 2010

[136] Fries W, Freivogel S, Beck B. Rehabilitation von Störungen der Willkürmotorik. In: Frommelt P, Grötzbach H, Hrsg. Neurorehabilitation. Berlin: Blackwell Wissenschaftsverlag, 1999

[137] Fries W, Lössl H, Wagenhäuser S.

Teilhaben! —Neue Konzepte der Neuro-Rehabilitation-für eine erfolgreiche Rückkehr in Alltag und Beruf. Stuttgart: Thieme, 2007

[138] Frommelt P. Historische Perspektive der Neurorehabilitation. In: Frommelt P, Lösslein H, Hrsg. NeuroRehabilitation. 3. Aufl. Heidelberg: Springer, 2010

[139] Frommelt P, Lösslein H. NeuroRehabilitation. 3. Aufl. Heidelberg: Springer, 2010

[140] Fugl-Meyer AR, Jääskö L, Leyman I, et al. The post-stroke hemiplegic patient. A method for evaluation of physical performance. Scand J Rehabil Med, 1975, 7 (1): 13 – 31

[141] Ganten D, Spahl T, Deichmann T. Die Steinzeit steckt uns in den Knochen: Gesundheit als Erbe der Evolution. München u. Zürich: Piper, 2011

[142] Garssen MP, Bussmann JB, Schmitz PI, et al. Physical training and fatigue, fitness, and quality of life in Guillain-Barré syndrome and CIDP. Neurology, 2004, 63 (12): 2393 – 2395

[143] Gehlsen GM, Grigsby SA, Winant DM. Effects of an aquatic fitness program on the muscular strength and endurance of patients with multiple sclerosis. Phys Ther, 1984, 64 (5): 653 – 657

[144] Giladi N, Shabtai H, Simon ES, et al. Construction of freezing of gait questionnaire for patients with Parkinsonism. Parkinsonism Relat Disord, 2000, 6 (3): 165 – 170

[145] Gleyse J. Gymnastik als Gestaltung des Körpers in der Frühen Neuzeit: Diskurse, Praktiken oder Transgressionen. In: von Mallinckrodt R, Hg. Bewegtes Leben. Körpertechniken in der Frühen Neuzeit. Wiesbaden: Harrassowitz Verlag, 2008: 125 – 142

[146] Globas C, Macko RF, Luft AR. Role of walking-exercise therapy after stroke. Expert Rev Cardiovasc Ther, 2009, 7 (8): 905 – 910

[147] Goodwin VA, Richards SH, Taylor RS, et al. The effectiveness of exercise interventions for people with Parkinson's disease: a systematic review and meta-analysis. Mov Disord, 2008, 23 (5): 631 – 640

[148] Gordon AM, Charles J, Wolf SL. Methods of constraint-induced movement therapy for children with hemiplegic cerebral palsy: development of a child-friendly intervention for improving upper-extremity function. Arch Phys Med Rehabil, 2005, 86 (4): 837 – 844

[149] Gorter H, Holty L, Rameckers EE, et al. Changes in endurance and walking ability through Further Reading functional physical training in children with cerebral palsy. Pediatr Phys Ther, 2009, 21(1): 31 – 37

[150] Granacher, et al. Sensomotorisches Training in der Bewegungstherapie, der Verletzungsprophylaxe und im Sport. Medizinische Orthopädieschuhtechnik-Sonderheft Sensomotorik, 2006: 72 – 79

[151] Granger CV, Hamilton BB, Keith RA, et al. Advances in functional assessment for medical rehabilitation. Top Geriatr Rehabil, 1986, 1: 59 – 74

[152] Gresham GE, Kelly-Hayes M, Wolf PA, et al. Survival and functional status

20 or more years after first stroke: the Framingham Study. Stroke, 1998, 29 (4): 793 – 797

[153] Gruber M, Gollhofer A. Impact of sensorimotor training on the rate of force development and neural activation. Eur J Appl Physiol, 2004, 92(1/2): 98 – 105

[154] Gutenbrunner Ch, Weimann G. Krankengymnastische Methoden und Konzepte. Heidelberg: Springer, 2004

[155] Haas CT. Vibrationstraining, Biomechanische Stimula tion und Stochastische Resonanz-Therapie: pt_ Zeitschrift für Physiotherapeuten. 2008, 60: 728 – 744

[156] Haas CT, Schmidtbleicher D. Zu den Effekten mechanischer Schwingungsreize bei Morbus Parkinson. Rheuma Aktuell, 2002, 3: 8 – 10

[157] Haas CT, Turbanski S, Kessler K, et al. The effects of random whole-body-vibration on motor symptoms in Parkinson's disease. NeuroRehabilitation, 2006, 21 (1): 29 – 36

[158] Haber P, Tomasitis J. Medizinische Trainingstherapie-Anleitung für die Praxis. Heidelberg: Springer, 2006

[159] Halle M, Schmidt-Trucksäss A, Hambrecht R, et al. Sporttherapie in der Medizin-Evidenzbasierte Prävention und Therapie. Stuttgart: Schattauer, 2008

[160] Hamzei F. Update Physiotherapie. Evidenzbasierte NeuroReha. Stuttgart: Thieme, 2008

[161] Hamzei F, Krüger H, Peters M, et al. Shaping-induced movement therapy for lower extremity (SIMT)—a pilot study. Neurol Rehabil, 2012, 18 (4): 236 – 241

[162] Handschin C, Spiegelman BM. The role of exercise and PGC1α in inflammation and chronic disease. Nature, 2008, 454 (7203): 463 – 469

[163] Hanisch F, Zierz S. Metabolische und toxische Myopathien. ÄP Neurologie Psychiat, 2011, 2

[164] Harris JE, Eng JJ. Strength training improves upper-limb function in individuals with stroke: a meta-analysis. Stroke, 2010, 41 (1): 136 – 140

[165] Haskell WL, Lee IM, Pate RR, et al, American College of Sports Medicine, American Heart Association. Physical activity and public health: updated recommendation for adults from the American College of Sports Medicine and the American Heart Association. Circulation, 2007, 116 (9): 1081 – 1093

[166] Hauptmann B. Grundzüge der Rehabilitation von Muskelerkrankungen. In: Hummelsheim H, Hrsg. Neurologische Rehabilitation. Heidelberg: Springer, 1998

[167] Heilmittelkatalog. Ludwigsburg: InteliMed. GmbH Verlag, 2011

[168] Heitkamp HC, Horstmann T, Mayer F, et al. Gain in strength and muscular balance after balance training. Int J Sports Med, 2001, 22 (4): 285 – 290

[169] Henze T. Symptomatische Therapie der Multiplen Sklerose. Stuttgart: Thieme, 2005

[170] Herman T, Giladi N, Hausdorff JM. Treadmill training for the treatment of gait disturbances in people with Parkinson's disease: a mini-review. J Neural Transm (Vienna), 2009, 116 (3): 307 – 318

[171] Hermsdörfer J. Handfunktions-störun-gen: Assessment und Management. In: Frommelt P, Lösslein H, Hrsg. Neuro-Rehabilitation. 3. Aufl. Heidelberg: Springer, 2010

[172] Hesse S, Bertelt C, Jahnke MT, et al. Treadmill training with partial body weight support compared with physio-therapy in nonambulatory hemiparetic patients. Stroke, 1995, 26(6): 976 – 981

[173] Hesse S, Bertelt C, Schaffrin A, et al. Restoration of gait in nonambulatory hemiparetic patients by treadmill train-ing with partial body-weight support. Arch Phys Med Rehabil, 1994, 75 (10): 1087 – 1093

[174] Hesse S, Schulte-Tigges G, Konrad M, et al. Robot-assisted arm trainer for the passive and active practice of bilateral forearm and wrist movements in hemipa-retic subjects. Arch Phys Med Rehabil, 2003, 84 (6): 915 – 920

[175] Hesse S, Tomelleri C, Bardeleben A, et al. Robot-assisted practice of gait and stair climbing in nonambulatory stroke patients. J Rehabil Res Dev, 2012, 49 (4): 613 – 622

[176] Hesse S, Waldner A, Tomelleri C. In-novative gait robot for the repetitive practice of floor walking and stair climb-ing up and down in stroke patients. J Neuroeng Rehabil, 2010, 7: 30 – 40

[177] Hesse S, Werner C. Automatisierte mo-torische Rehabilitation. In: Frommelt P, Lösslein H, Hrsg. NeuroRehabilita-tion. 3. Aufl. Heidelberg: Sprin-ger, 2010

[178] Hesse S, Werner C, Brocke J. Maschin-en-und Robotereinsatz in der Neuroreha-bilitation. Orthopädie-Technik, 2009, 2: 74 – 77

[179] Hinderer SR, Gupta S. Functional out-come measures to assess interventions for spasticity. Arch Phys Med Rehabil, 1996, 77 (10): 1083 – 1089

[180] Hirsch MA, Toole T, Maitland CG, et al. The effects of balance training and high-intensity resistance training on persons with idiopathic Parkinson's disease. Arch Phys Med Rehabil, 2003, 84 (8): 1109 – 1117

[181] Hoehn MM, Yahr MD. Parkinsonism: onset, progression and mortality. Neu-rology, 1967, 17 (5): 427 – 442

[182] Hogan N, Krebs HI, Charnarong J, et al. Interactive robotics therapist. US Patent No. 5466213. Cambridge: Mas-sachusetts Institute of Technology, 1995

[183] Hohlfeld R, Melms A, Schneider C, et al. Therapy of myasthenia gravis and myasthenic syndromes. In: Brandt T, Caplan LR, Dichgans J, eds. Neurolog-ical disorders-course and treatment. Amsterdam: Elsevier, 2003: 1341 – 1362

[184] Hollmann W, Hettinger T. Sportmedi-zin. 3. Aufl. Stuttgart: Schattauer, 1990

[185] Hollmann W. Geleitwort. In: Halle M, Schmidt-Trucksäss A, Hambrecht R, Hrsg. Sporttherapie in der Medizin-evi-denzbasierte Prävention und Therapie. Stuttgart: Schattauer, 2008

[186] Holmes G. The cerebellum of man. Brain, 1939, 62: 1 – 30

[187] Hömberg V, Boering D, Krause H, et al. Modulares Stufenkonzept für die Be-handlung motorischer Störungen. In:

Dettmers Ch, Stephan KM, Hrsg. Motorische Therapie nach Schlaganfall. Bad Honnef: Hippocampus Verlag, 2011

[188] Hoppeler H, Baum O, Mueller M, et al. Molekulare Mechanismen der Anpassungsfähigkeit der Skelettmus kulatur. Schweizerische Zeitschrift für Sportmedizin und Sporttraumatologie, 2011, 59 (1): 6 – 13

[189] Hotz M, Mewes J, Biniek R. Komaassoziierte Neuropathie. Nervenarzt, 1997, 68 (8): 659 – 663

[190] Huber M. Das Richtige üben. Transfer motorischer Fertigkeiten. Physiopraxis, 2008, 4: 28 – 31

[191] Hufschmidt A, Mauritz KH. Chronic transformation of muscle in spasticity: a peripheral contribution to increased tone. J Neurol Neurosurg Psychiatry, 1985, 48 (7): 676 – 685

[192] Hummelsheim H. Rehabilitation bei zentralen Paresen. Schweiz Arch Neurol Psychiatr, 2009, 160 (7): 299 – 301

[193] Hummelsheim H. Neurologische Rehabilitation. Heidelberg: Springer, 1998

[194] Hund E. Critical illness-Polyneuropathie und -myopathie. Intensivmed Notfallmed, 2003, 40 (3): 203 – 211

[195] Hüter-Becker A, Dölken M. Biomechanik, Bewegungslehre, Leistungsphysiologie, Trainingslehre. Stuttgart: Thieme, 2005

[196] Ivey FM, Macko RF, Ryan AS, et al. Cardiovascular health and fitness after stroke. Top Stroke Rehabil, 2005, 12 (1): 1 – 16

[197] Jackson JH. On the anatomical and physiological localization of movement in the brain. In: Taylor J, ed. Selected writings of John Hughlings Jackson. New York, 1958

[198] Jeschke D, Zeilberger K. Altern und körperliche Aktivität. Dtsch Arztebl, 2004, 101: 789 – 798

[199] Jöbges M, Heuschkel G, Pretzel C, et al. Repetitive training of compensatory steps: a therapeutic approach for postural instability in Parkinson's disease. J Neurol Neurosurg Psychiatry, 2004, 75 (12): 1682 – 1687

[200] Jones DR, Speier J, Canine K, et al. Cardiorespiratory responses to aerobic training by patients with postpoliomyelitis sequelae. JAMA, 1989, 261(22): 3255 – 3258

[201] Kampfl A, Schmutzhard E, Franz G, et al. Prediction of recovery from posttraumatic vegetative state with cerebral magnetic-resonance imaging. Lancet, 1998, 351 (9118): 1763 – 1767

[202] Kelm J, Ahlhelm F, Regitz T, et al. Kontrolliertes dynamisches Krafttraining bei Patienten mit neuromuskulären Erkrankungen. Fortschr Neurol Psychiatr, 2001, 69 (8): 359 – 366

[203] Kern C. Klettern mit Multiple Sklerose: Therapieoption oder nur ein Traum? e&I, 2010, 5: 27 – 31

[204] Kerschan-Schindl K, Grampp S, Henk C, et al. Wholebody vibration exercise leads to alterations in muscle blood volume. Clin Physiol, 2001, 21 (3): 377 – 382

[205] Kidd G, Lawes N, Musa I. Understanding Neuromuscular Plasticity: A Basis for Clinical Rehabilitation. London:

Edward Arnold, 1992

[206] Kileff J, Ashburn A. A pilot study of the effect of aerobic exercise on people with moderate disability multiple sclerosis. Clin Rehabil, 2005, 19 (2): 165 – 169

[207] Kilmer DD, McCrory MA, Wright NC, et al. The effect of a high resistance exercise program in slowly progressive neuromuscular disease. Arch Phys Med Rehabil, 1994, 75 (5): 560 – 563

[208] King MB, Tinetti ME. Falls in community-dwelling older persons. J Am Geriatr Soc, 1995, 43 (10): 1146 – 1154

[209] Kleinöder H. Safety consideration in vibration training. Book of Abstracts. 8th annual congress European College of Sports Science. Salzburg, 2003

[210] Knecht S, Hesse S, Oster P. Rehabilitation after stroke. Dtsch Arztebl Int, 2011, 108 (36): 600 – 606

[211] Koch JW. Medizinische Trainingstherapie bei neuromuskulären Erkrankungen. 2009. www. muskelgesellschaft. ch/downloads/medizin/K _ Koch _ Trainingstherapie _ 25. 1. 2011. pdf Accessed: December 17, 2012

[212] Koch JW, Burgunder JM. Rehabilitation bei neuromuskulären Erkrankungen: Stellenwert der medizinischen Trainingstherapie. Schweiz Arch Neurol Psychiatr, 2002, 153 : 69 – 81

[213] Kollen BJ, Lennon S, Lyons B, et al. The effectiveness of the Bobath concept in stroke rehabilitation: what is the evidence? Stroke, 2009, 40 (4): e89 – e97

[214] Koller W, Kase S. Muscle strength testing in Parkinson's disease. Eur Neurol,

1986, 25(2): 130 – 133

[215] Kramer A, Dettmers C, Gruber M. Gleichgewichtstraining in der neurologischen Rehabilitation. Neurologie und Rehabilitation, 2013, 1:27 – 33

[216] Kramers-de Quervain IA, Stüssi E, Stacoff A. Ganganalyse beim Gehen und Laufen. Schweizerische Zeitschrift für Sportmedizin und Sporttraumatologie, 2008, 56 (2): 35 – 42

[217] Kriz JL, Jones DR, Speier JL, et al. Cardiorespiratory responses to upper extremity aerobic training by postpolio subjects. Arch Phys Med Rehabil, 1992, 73 (1): 49 – 54

[218] Kurtzke JF. Rating neurologic impairment in multiple sclerosis: an expanded disability status scale (EDSS). Neurology, 1983, 33 (11): 1444 – 1452

[219] Kuys SS, Brauer SG, Ada L. Higher-intensity treadmill walking during rehabilitation after stroke is feasible and not detrimental to walking pattern or quality: a pilot randomized trial. Clin Rehabil, 2010, 4 : 10

[220] Kwakkel G, Wagenaar RC, Koelman TW, et al. Effects of intensity of rehabilitation after stroke. A research synthesis. Stroke, 1997, 28 (8): 1550 – 1556

[221] Lajoie Y, Teasdale N, Bard C, et al. Attentional demands for static and dynamic equilibrium. Exp Brain Res, 1993, 97 (1): 139 – 144

[222] Lamontagne A, Fung J. Faster is better: implications for speed-intensive gait training after stroke. Stroke, 2004, 35 (11): 2543 – 2548

[223] Lamprecht S. NeuroReha bei Multipler Sklerose-Physiotherapie-Sport-Selbsthilfe. Stuttgart: Thieme, 2008

[224] Lance JW. Pathophysiology of spasticity and clinical experience with Baclofen. In: Feldman RG, Young RR, Koella WP, eds. Spasticity: Disordered Motor Control. Chicago: Year Book Medical Publishers, 1980: 185 – 203

[225] Landesmann E. Die Therapie an den Wiener Kliniken-Ein Verzeichnis der wichtigsten, an denselben gebräuchlichen Heilmethoden und Recepte. Leipzig u. Wien: Frank Deutikel, 1888

[226] Latash ML, Anson JG. What are "normal movements" in atypical populations? Behav Brain Sci, 1996, 19 (1): 55 – 68

[227] Laufens G, Poltz W, Prinz E, et al. Verbesserung der Lokomotion durch kombinierte Laufband-/Vojta-Physiotherapie bei ausgewählten MS-Patienten. Phys Med Rehab Kuror, 1999, 9: 187 – 189

[228] Laupheimer M, Härtel S, Schmidt S, et al. Forced Exercise—Auswirkungen eines MOTOmed®-Trainings auf parkinsontypische motorische Dysfunktionen. Neurol Rehabil, 2011, 17 (5/6): 239 – 246

[229] Lazik D. Klettern mit Patienten nach Schlaganfall. Physiopraxis, 2007, 5 (3): 32 – 35

[230] Lehmann-Horn F, Lerche H, Mitrovic N, et al. Ionenkanalerkrankungen-Krankheitsbilder. Dtsch Arztebl, 2000, 97 (27): A – 1902 – A – 1907

[231] Lerche H, Mitrovic N, Jurkat-Rott K, et al. Ionenkanalerkrankungen, allgemeine Charakteristika und Pathomechanismen. Dtsch Arztebl. 2000, 97 (26): A – 1826 – A – 1831

[232] Lernier-Frankiel M, Vargas S, Brown M, et al. Functional community ambulation: what are your criteria? Clinical Management in Physical Therapy, 1986, 6 (2): 12 – 15

[233] Leven KH, ed. Antike Medizin-ein Lexikon. München: C. H. Beck, 2005

[234] Lexell J, Flansbjer UB. Muscle strength training, gait performance and physiotherapy after stroke. Minerva Med, 2008, 99 (4): 353 – 368

[235] Liebisch U. Kortikale Verarbeitung von bewegungs- und sprachrelevanten visuellen Stimuli bei Gehörlosen, Gebärdensprachdolmetschern und Hörenden: Eine Untersuchung mit funktioneller Kernspintomografie [Dissertation]. Halle: Martin-Luther-Universität Halle-Wittenberg, 2005

[236] Liepert J. Evidenzbasierte Verfahren in der motorischen Rehabilitation. J Neurol Neurochir Psychiatr, 2010, 11: 5 – 10

[237] Lindeman E, Spaans F, Reulen J, et al. Progressive resistance training in neuromuscular patients. Effects on force and surface EMG. J Electromyogr Kinesiol, 1999, 9 (6): 379 – 384

[238] Lindeman E, Leffers P, Spaans F, et al. Strength training in patients with myotonic dystrophy and hereditary motor and sensory neuropathy: a randomized clinical trial. Arch Phys Med Rehabil, 1995, 76 (7): 612 – 620

[239] Lo AC, Guarino PD, Richards LG, et

al. Robot-assisted therapy for long-term upper-limb impairment after stroke. N Engl J Med, 2010, 362 (19): 1772 - 1783

[240] Lum PS, Burgar CG, Van der Loos M, et al. MIME robotic device for upper-limb neurorehabilitation in subacute stroke subjects: A follow-up study. J Rehabil Res Dev, 2006, 43 (5): 631 - 642

[241] Lyle RC. A performance test for assessment of upper limb function in physical rehabilitation treatment and research. Int J Rehabil Res, 1981, 4 (4): 483 - 492

[242] MacKay-Lyons M. Central pattern generation of locomotion: a review of the evidence. Phys Ther, 2002, 82 (1): 69 - 83

[243] Mackett R, et al. The health benefits of walking to School. Paper for the Sustrans national conference. Leicester, 2003

[244] Macko RF, Ivey FM, Forrester LW, et al. Treadmill exercise rehabilitation improves ambulatory function and cardiovascular fitness in patients with chronic stroke: a randomized, controlled trial. Stroke, 2005, 36 (10): 2206 - 2211

[245] Mahoney FI, Barthel DW. Functional evaluation: the Barthel Index. Md State Med J, 1965, 14: 61 - 65

[246] Majsak MJ. Application of motor learning principles to the stroke population. Top Stroke Rehabil, 1996, 3 (2): 37 - 59

[247] Malfait N, Shiller DM, Ostry DJ. Transfer of motor learning across arm configurations. J Neurosci, 2002, 22 (22): 9656 - 9660

[248] Malin JP, Sindern E. Das akute Guillain-Barré-Syndrom. Dtsch Arztebl, 1996, 93: A - 1895 - A - 1898

[249] Marchese R, Diverio M, Zucchi F, et al. The role of sensory cues in the rehabilitation of parkinsonian patients: a comparison of two physical therapy protocols. Mov Disord, 2000, 15 (5): 879 - 883

[250] Marder E, Bucher D. Central pattern generators and the control of rhythmic movements. Curr Biol, 2001, 11 (23): R986 - R996

[251] Marschall F, Kolb C, Wittstadt T, et al. Zum Verhältnis von metabolischer und kardialer Beanspruchung auf drei unterschiedlichen Ergometertypen: Fahrrad, Cross-Trainer und Stairmaster. Dtsch Z Sportmed, 2006, 10: 255 - 259

[252] Masson F, Thicoipe M, Aye P, et al, Aquitaine Group for Severe Brain Injuries Study. Epidemiology of severe brain injuries: a prospective population-based study. J Trauma, 2001, 51 (3): 481 - 489

[253] Masur H. Skalen und Scores in der Neurologie. Stuttgart: Thieme, 2000

[254] Mathiowetz V, Weber K, Kashman N, et al. Adult norms for Nine Hole Peg test of finger dexterity. Occup Ther J Res, 1985, 5: 25 - 38

[255] Mattern-Baxter K. ICP Laufbandtraining. Pediatr Phys Ther, 2009, 21: 12 - 22

[256] Mayer J, Hermann HD. Mentales Training. Grundlagen und Anwendungen in Sport, Rehabilitation, Arbeit und

Wirtschaft. 2. Aufl. Heidelberg: Springer, 2011, 150 – 165

[257] Mayr H, Ammer K. Ganzkörpervi-bration (GKV)-Methoden und Indikationen. Eine Literaturübersicht. Österr Z Phys Med Rehabil, 2007, 17 (1): 12 – 22

[258] McDonald CM. Limb contractures in progressive neuromuscular disease and the role of stretching, orthotics, and surgery. Phys Med Rehabil Clin N Am, 1998, 9 (1): 187 – 211

[259] Meek C, Pollock A, Potter J, et al. A systematic review of exercise trials post stroke. Clin Rehabil, 2003, 17 (1): 6 – 13

[260] Mehrholz J. Das Tempo macht' s-Geschwindigkeits training auf dem Laufband. Neuroreha, 2010, 1: 15 – 19

[261] Mehrholz J. Frühphase Schlaganfall. Physiotherapie und medizinische Versorgung. Stuttgart: Thieme, 2008

[262] Mehrholz J. Kardiovaskuläres Training nach Schlaganfall. In: Dettmers Ch, Stephan KM, Hrsg. Motorische Therapie nach Schlaganfall. Bad Honnef: Hippokampus, 2011a

[263] Mehrholz J. Neuroreha nach Schlaganfall. Stuttgart: Thieme, 2011b

[264] Mehrholz J, Friis R, Kugler J, et al. Treadmill training for patients with Parkinson' s disease. Cochrane Database Syst Rev, 2010, 20 (1): CD007830

[265] Mester J, Spitzenfeil P, Schwarzer J, et al. Biological reaction to vibration—implications for sport. J Sci Med Sport, 1999, 2 (3): 211 – 226

[266] Merians AS, Poizner H, Boian R, et al. Sensorimotor training in a virtual reality environment: does it improve functional recovery poststroke? Neurorehabil Neural Repair, 2006, 20(2): 252 – 267

[267] Mertens HG. Die disseminierte Neuropathie nach Koma. Nervenarzt, 1963, 32: 71 – 79

[268] Miller GJ, Light KE. Strength training in spastic hemiparesis: should it be avoided? Neuro Rehabilitation, 1997, 9 (1): 17 – 28

[269] Miltner WH, Bauder H, Sommer M, et al. Effects of constraint-induced movement therapy on patients with chronic motor deficits after stroke: a replication. Stroke, 1999, 30(3): 586 – 592

[270] Miyai I, Fujimoto Y, Ueda Y, et al. Treadmill training with body weight support: its effect on Parkinson's disease. Arch Phys Med Rehabil, 2000, 81(7): 849 – 852

[271] Möllmann FT. Epidemiologie, Unfallursachen und akutklinische Initialversorgung beim Schädel-Hirn-Trauma [Dissertation]. Münster: Westfälische Wilhelms-Universität, 2006

[272] Morgan MH. Ataxia—its causes, measurement, and management. Int Rehabil Med, 1980, 2(3): 126 – 132

[273] Morris ME, Martin CL, Schenkman ML. Striding out with Parkinson disease: evidence-based physical therapy for gait disorders. Phys Ther, 2010, 90 (2): 280 – 288

[274] Mostert S, Kesselring J. Effects of a short-term exercise training program on aerobic fitness, fatigue, health perception and activity level of subjects with

multiple sclerosis. Mult Scler, 2002, 8 (2): 161 – 168

[275] Motl RW, McAuley E, Snook EM, et al. Physical activity and quality of life in multiple sclerosis: intermediary roles of disability, fatigue, mood, pain, self-efficacy and social support. Psychol Health Med, 2009, 14 (1): 111 – 124

[276] Mulcare JA. Multiple sclerosis. In: American College of Sports Medicine's. Exercise management for persons with chronic diseases and disabilities. Champaign, Illinois: Human Kinetics, 1997

[277] Mulder T. Das adaptative Gehirn. Stuttgart: Thieme, 2007

[278] Müller O, Günther M, Krauss I, et al. Physical characterization of the therapeutic device Posturomed as a measuring device—presentation of a procedure to characterize balancing ability [Article in German]. Biomed Tech (Berl), 2004, 49 (3): 56 – 60

[279] Nadeau S, Arsenault AB, Gravel D, et al. Analysis of the clinical factors determining natural and maximal gait speeds in adults with a stroke. Am J Phys Med Rehabil, 1999, 78 (2): 123 – 130

[280] Nelles G, Hesse S, Hummelsheim H. Motorische Rehabilitation nach Schlaganfall. In: Diener, HC, Hacke W, Hrsg. Leitlinien für Diagnostik und Therapie in der Neurologie. Stuttgart: Thieme, 2002: 237 – 242

[281] Neupert M, Hamzei F. Kann Kinesio-Tape die Schmerzen nach einer durch Schlaganfall bedingten Hemiparese induzierte Schultersubluxation verbessern? Neurol Rehabil, 2012, 18 (2): 95 – 98

[282] Nogaki H, Fukusako T, Sasabe F, et al. Muscle strength in early Parkinson's disease. Mov Disord, 1995, 10 (2): 225 – 226

[283] Nollet F, Beelen A, Sargeant AJ, et al. Submaximal exercise capacity and maximal power output in polio subjects. Arch Phys Med Rehabil, 2001, 82 (12): 1678 – 1685

[284] O'Dwyer NJ, Ada L, Neilson PD. Spasticity and muscle contracture following stroke. Brain, 1996, 119 (Pt5): 1737 – 1749

[285] Oesch P, Hilfiker R, Keller S, et al. Assessment in der muskuloskelettalen Rehabilitation. Bern: Huber, 2007

[286] Oken BS, Kishiyama S, Zajdel D, et al. Randomized controlled trial of yoga and exercise in multiple sclerosis. Neurology, 2004, 62 (11): 2058 – 2064

[287] Ortner K, Pott C. Mobil im Alltag. Stolpersteine überwinden. In: Fries W, Lössl H, Wagenhäuser S, Hrsg. Teilhaben! Stuttgart: Thieme, 2007

[288] Osten P. Die Modellanstalt. Über den Aufbau einer Ümodernen Krüppelfürsorge, 1905—1933. Frankfurt: Mabuse, 2004

[289] Oujamaa L, Relave I, Froger J, et al. Rehabilitation of arm function after stroke. Literature review. Ann Phys Rehabil Med, 2009, 52 (3): 269 – 293

[290] Paffenbarger RS, Jr Hyde RT, Wing AL, et al. The association of changes in physical-activity level and other lifestyle characteristics with mortality among men. N Engl J Med, 1993, 328 (8): 538 – 545

[291] Page SJ, Levine P, Sisto S, et al. A randomized efficacy and feasibility study of imagery in acute stroke. Clin Rehabil, 2001, 15 (3): 233 – 240

[292] Pak S, Patten C. Strengthening to promote functional recovery poststroke: an evidence-based review. Top Stroke Rehabil, 2008, 15 (3): 177 – 199

[293] Pang MYC, Eng JJ, Dawson AS, et al. The use of aerobic exercise training in improving aerobic capacity in individuals with stroke: a meta-analysis. Clin Rehabil, 2006, 20 (2): 97 – 111

[294] Pate RR, Pratt M, Blair SN, et al. Physical activity and public health. A recommendation from the Centers for Disease Control and Prevention and the American College of Sports Medicine. JAMA, 1995, 273 (5): 402 – 407

[295] Paterno MV, Myer GD, Ford KR, et al. Neuromuscular training improves single-limb stability in young female athletes. J Orthop Sports Phys Ther, 2004, 34 (6): 305 – 316

[296] Patrick E, Ada L. The Tardieu Scale differentiates contracture from spasticity whereas the Ashworth Scale is confounded by it. Clin Rehabil, 2006, 20 (2): 173 – 182

[297] Patten J. Neurological differential diagnosis. 2nd ed. London: Springer, 1996

[298] Pedersen BK. Exercise-induced myokines and their role in chronic diseases. Brain Behav Immun, 2011, 25 (5): 811 – 816

[299] Pendt LK, Reuter I, Müller H. Motor skill learning, retention, and control deficits in Parkinson's disease. PLoS One, 2011, 6(7): e21669

[300] Perlmutter E, Gregory PC. Rehabilitation treatment options for a patient with paraneoplastic cerebellar degeneration. Am J Phys Med Rehabil, 2003, 82 (2): 158 – 162

[301] Perry J, Garrett M, Gronley JK, et al. Classification of walking handicap in the stroke population. Stroke, 1995, 26 (6): 982 – 989

[302] Petajan JH, Gappmaier E, White AT, et al. Impact of aerobic training on fitness and quality of life in multiple sclerosis. Ann Neurol, 1996, 39 (4): 432 – 441

[303] Petajan JH, White AT. Recommendations for physical activity in patients with multiple sclerosis. Sports Med, 1999, 27 (3): 179 – 191

[304] Pfeiffer G. Rehabilitation neuromuskulärer Erkrankungen. In: Frommelt P, Lösslein H, Hrsg. NeuroRehabilitation. 3. Aufl. Heidelberg: Springer, 2010

[305] Pfitzner A, Flachenecker P, Zettl UK. Die Effekte von Rehabilitation und Ausdauertraining auf die Leistungsfähigkeit bei Patienten mit MS: Ergebnisse einer randomisierten prospektiven Studie. Akt Neurol, 2009, 36 (Suppl 2): 172

[306] Physiolexikon. Physiotherapie von A—Z. Stuttgart: Thieme, 2010

[307] Platz T. Evidenzbasierte Armrehabilitation. Eine systematische Literaturübersicht. Nervenarzt, 2003, 74 (10): 841 – 849

[308] Platz T. IOT-Impairment-Oriented Training/Schädigungsorientiertes Training, Theorie und deutschsprachige Man-

uale für Therapie und Assessment. Baden-Baden: Deutscher Wissenschafts-Verlag, 2006

[309] Platz T. Schädigungsorientiertes Training in der Armrehabilitation. In: Hamzei F, Hrsg. Update Physiotherapie. Evidenzbasierte NeuroReha. Stuttgart: Thieme, 2008: 101 – 119

[310] Platz T, Eickhof C, van Kaick S, et al. Impairment-oriented training or Bobath therapy for severe arm paresis after stroke: a single-blind, multicentre randomized controlled trial. Clin Rehabil, 2005, 19 (7): 714 – 724

[311] Platz T, Pinkowski C, van Wijck F, et al. Reliability and validity of arm function assessment with standardized guidelines for the Fugl-Meyer Test, Action Research Arm Test and Box and Block Test: a multicentre study. Clin Rehabil, 2005, 19 (4): 404 – 411

[312] Platz T, Roschka S. Rehabilitative Therapie bei Armparese nach Schlaganfall. Neurol Rehabil, 2009, 15 (2): 81 – 106

[313] Platz T, van Kaick S. Motorisches Assessment bei Patienten mit Schlaganfall. In: Dettmers Ch, Bülau P, Weiller C, Hrsg. Schlaganfallrehabilitation. Bad Honnef: Hippocampus, 2007

[314] Platz T, van Kaick S, Möller L, et al. Impairment-oriented training and adaptive motor cortex reorganisation after stroke: a fTMS study. J Neurol, 2005, 252 (11): 1363 – 1371

[315] Platz T, Winter T, Müller N, et al. Arm ability training for stroke and traumatic brain injury patients with mild arm

paresis: a single-blind, randomized, controlled trial. Arch Phys Med Rehabil, 2001, 82 (7): 961 – 968

[316] Plotnik M, Dagan Y, Gurevich T, et al. Effects of cognitive function on gait and dual tasking abilities in patients with Parkinson's disease suffering from motor response fluctuations. Exp Brain Res, 2011, 208 (2): 169 – 179

[317] Podsiadlo D, Richardson S. The timed "up and go": a test of basic functional mobility for frail elderly persons. J Am Geriatr Soc, 1991, 39: 142 – 149

[318] Poewe W, Wenning G, Bürk K. Skale zur Beurteilung von Schweregrad und Beeinträchtigung bei Bewegungsstörungen. In: OertelWH, Deuschl G, Poewe W, Hrsg. Parkinson-Syndrome und andere Bewegungsstörungen. Stuttgart: Thieme, 2012

[319] Pohl M, Mehrholz J, Ritschel C, et al. Speed-dependent treadmill training in ambulatory hemiparetic stroke patients: a randomized controlled trial. Stroke, 2002, 33(2): 553 – 558

[320] Pohl M, Rockstroh G, Rückriem S, et al. Immediate effects of speed-dependent treadmill training on gait parameters in early Parkinson's disease. Arch Phys Med Rehabil, 2003, 84 (12): 1760 – 1766

[321] Prado-Medeiros CL, Silva MP, Lessi GC, et al. Muscle atrophy and functional deficits of knee extensors and flexors in people with chronic stroke. Phys Ther, 2012, 92 (3): 429 – 439

[322] Praet SF, Jonkers RA, Schep G, et al. Long-standing, insulin-treated type 2 di-

abetes patients with complications respond well to short-term resistance and interval exercise training. Eur J Endocrinol, 2008, 158 (2): 163 – 172

[323] Prinz JP. Elisée Bouny. Der Erfinder des Fahrradergometers. In: Tittel K, Arndt KH, Hollmann W, Hrsg. Sportmedizin. Gestern-heute-morgen. Leipzig: Barth, 1993: 78 – 81

[324] Quaney BM, Boyd LA, McDowd JM, et al. Aerobic exercise improves cognition and motor function poststroke. Neurorehabil Neural Repair, 2009, 23 (9): 879 – 885

[325] Quasthoff S, Kieseier BC. Akutes Guillian-Barré-Syndrom. Management of neuromuscular diseases. Deutsche Gesellschaft für Muskelkranke e. V. München: Arcis, o. J

[326] Radlinger L, Bachmann W, Homburg J, et al. Rehabilitatives Krafttraining. Stuttgart: Thieme, 1998

[327] Raes P. Der Einfluss verschiedener Lernstrategien auf die Erfolgsrate beim motorischen Lernen [Dissertation]. Freiburg i. Br.: Albert-Ludwigs-Universität, 2012

[328] Rampello A, Franceschini M, Piepoli M, et al. Effect of aerobic training on walking capacity and maximal exercise tolerance in patients with multiple sclerosis: a randomized crossover controlled study. Phys Ther, 2007, 87(5): 545 – 555

[329] Rehwagen G. Über die Ursprünge der Krankengymnastik [Dissertation]. Düsseldorf: Heinrich-Heine-Universität, 1970

[330] Reimers CD, Knapp G, Reimers AK B Griewing. Schlaganfälle: Einfluss körperlicher Aktivität auf die Prävalenz und die Behinderung. Akt Neurol, 2012, 39 : 220 – 235

[331] Rentsch HP, Bucher PO. ICF in der Rehabilitation. Die praktische Anwendung derinternationalen Klassifikation der Funktionsfähigkeit, Behinderung und Gesundheit im Rehabilitationsalltag. Idstein: Schulz-Kirchner, 2005

[332] Reuter I, Ebersbach G. Effektivität von Sport bei M. Parkinson. Akt Neurol, 2012, 39 : 236 – 247

[333] Reuter I, Mehnert S, Leone P, et al. Effects of a flexibility and relaxation programme, walking, and nordic walking on Parkinson's disease. J Aging Res, 2011, 2011: 232473

[334] Richardson JK, Sandman D, Vela S. A focused exercise regimen improves clinical measures of balance inpatients with peripheral neuropathy. Arch Phys Med Rehabil, 2001, 82 (2): 205 – 209

[335] Rickels E. Neurotraumatologie. In: Frommelt P, Lösslein H, Hrsg. Neuro-Rehabilitation. 3. Aufl. Heidelberg: Springer, 2010

[336] Ridgel AL, Vitek JL, Alberts JL. Forced, not voluntary, exercise improves motor function in Parkinson's disease patients. Neurorehabil Neural Repair, 2009, 23(6): 600 – 608

[337] Riemann BL, Lephart SM. The sensorimotor system, part I: the physiologic basis of functional joint stability. J Athl Train, 2002a, 37 (1): 71 – 79

[338] Riemann BL, Lephart SM. The sensori-

motor system, part Ⅱ: the role of proprioception in motor control and functional joint stability. J Athl Train, 2002b, 37 (1): 80 – 84

[339] Ritter MA, Dittrich R, Busse O, et al. Zukünftige Versorgungskonzepte des Schlaganfalls. Akt Neurol, 2012, 39: 27 – 32

[340] Rittweger J. Acute physiological effects of training with Galileo2000: first results. Osteoporos Int, 1998, 3: 8

[341] Rittweger J, Just K, Kautzsch K, et al. Treatment of chronic lower back pain with lumbar extension and whole-body vibration exercise: a randomized controlled trial. Spine, 2002, 27 (17): 1829 – 1834

[342] Ritzmann R, Gollhofer A, Kramer A. The influence of vibration type, frequency, body position and additional load on the neuromuscular activity during whole body vibration. Eur J Appl Physiol, 2013, 113 (1): 1 – 11

[343] Romberg A, Virtanen A, Ruutiainen J, et al. Effects of a 6-month exercise program on patients with multiple sclerosis: a randomized study. Neurology, 2004, 63 (11): 2034 – 2038

[344] Romberg A, Virtanen A, Ruutiainen J. Long-term exercise improves functional impairment but not quality of life in multiple sclerosis. J Neurol, 2005, 252 (7): 839 – 845

[345] Rosenzweig MR, Bennett EL. Psychobiology of plasticity: effects of training and experience on brain and behavior. Behav Brain Res, 1996, 78(1): 57 – 65

[346] Roth EJ. Heart disease in patients with stroke: incidence, impact, and implications for rehabilitation. Part 1: classification and prevalence. Arch Phys Med Rehabil, 1993, 74(7): 752 – 760

[347] Sale A, Berardi N, Maffei L. Enrich the environment to empower the brain. Trends Neurosci, 2009, 32 (4): 233 – 239

[348] Salem Y, Godwin EM. Effects of task-oriented training on mobility function in children with cerebral palsy. NeuroRehabilitation, 2009, 24 (4): 307 – 313

[349] Salem Y, et al. Strength training increases functional ability and decreases impairment in cerebral palsy children and adolescents. 2010. Doi: 10. 3233/ NRE – 2009 – 0483.

[350] Saunders DH, Greig CA, Mead GE, et al. Physical fitness training for stroke patients. Cochrane Database Syst Rev, 2009 (4): CD003316

[351] Scandalis TA, Bosak A, Berliner JC, et al. Resistance training and gait function in patients with Parkinson's disease. Am J Phys Med Rehabil, 2001, 80 (1): 38 – 43, quiz 44 – 46

[352] Schwend M, Haas CT. Morbus Parkinson Teil IV. Cueing, chunking und cross-modal-interaction. Interdisziplinäre Erklärungsansätze für die Gangtherapie. Physiotherapie med, 2009, 5: 5 – 10

[353] Schädler S, Kool J, Lüthi H, et al. Assessments in der Neurorehabilitation. Bern: Hans Huber, 2006

[354] Der Scheld TA. 6-Minuten-Gehtest: Ein valides und reliables Verfahren zur Trainingssteuerung und Therapieevaluation in der stationären kardiologischen

Rehabilitation [Dissertation]. Köln: Sporthochschule, 2007

[355] Schindl MR, Forstner C, Kern H, et al. Treadmill training with partial body weight support in nonambulatory patients with cerebral palsy. Arch Phys Med Rehabil, 2000, 81 (3): 301 – 306

[356] Bös K. Motorische Leistungsfähigkeit von Kindern und Jugendlichen. Schmidt W, Hartmann-Tews I, Brettschneider WD, Hrsg. Erster Deutscher Kinder- und Jugendsportbericht. Schorndorf: Verlag Karl Hoffmann, 2003: S85 – S108

[357] Schmieder F. Bewegungstherapie und Hirntraining Gailingen: Selbstverlag, 1972

[358] Schmieder F. Heilverfahren und Rehabilitation bei Hirnverletzten. Gailingen: Selbstverlag, 1967

[359] Schmieder-Wasmuth H. Die Kliniken Schmieder. In: Götz F. Gailingen, Hrsg. Geschichte einer Hochrhein-Gemeinde. Tübingen: Gulde-Druck, 2004: 639 – 674

[360] Schneider-Gold Ch, Toyka KV. Myasthenia gravis: Pathogenese und Immuntherapie. Dtsch Arztebl, 2007, 104 (7): 420 – 426

[361] Schöler JH. Über die Anfänge der Schwedischen Heilgymnastik in Deutschland-ein Beitrag zur Geschichte der Krankengymnastik im 19. Jahrhundert [Dissertation]. Münster: Westfälische Wilhelmsuniversität, 2005

[362] Schulz KH, Heesen C. Bewegungstherapie bei Multipler Sklerose. Neurologie u Rehabilitation, 2006, 12(4): 224 – 231

[363] Schwender U. Der Militärchirurg Joseph Clément Tissot-ein früher Verfechter der Krankengymnastik und Bewegungstherapie. Dtsch Z Sportmed, 2008, 59 (2): 43 – 45

[364] Seidenspinner D. Trainingstherapie. Heidelberg: Springer, 2005

[365] Sharp SA, Brouwer BJ, Brouwer BJ. Isokinetic strength training of the hemiparetic knee: effects on function and spasticity. Arch Phys Med Rehabil, 1997, 78 (11): 1231 – 1236

[366] Shepard RB. Weakness in patients with stroke, implication for strength training in neurorehabilitation. Phys Ther Rev, 2000, 5 : 227 – 238

[367] Shulmam LM, Katze LI, Ivey FM, et al. Exercise and gait-related disability in Parkinson disease. In: Proceedings of the 63rd annual meeting of the American Academy of Neurology. Honolulu, April 2011

[368] Shumway-Cook A, Woollacott MH. Motor Control, Theory and Practical Applications. Baltimore: Williams and Wilkins, 1995

[369] Shumway-Cook A, Woollacott MH. Motor Control: Theory and practical applications. Philadelphia: Lippincott, Williams and Wilkins, 2001

[370] Sieb JP, Schrank B. Neuromuskuläre Erkrankungen. Stuttgart: Kohlhammer, 2009

[371] Skalsky AJ, McDonald CM. Prevention and management of limb contractures in neuromuscular diseases. Phys Med Rehabil Clin N Am, 2012, 23 (3): 675 – 687

[372] Skinner JS. Körperliche Aktivität und Gesundheit: Welche Bedeutung hat die Trainingsintensität? Dtsch Z Sportmed,

2001, 6: 211 - 214

[373] Slonim AE, Bulone L, Goldberg T, et al. Modification of the natural history of adult-onset acid maltase deficiency by nutrition and exercise therapy. Muscle Nerve, 2007, 35 (1): 70 - 77

[374] Smith RM, Adeney-Steel M, Fulcher G, et al. Symptom change with exercise is a temporary phenomenon for people with multiple sclerosis. Arch Phys Med Rehabil, 2006, 87 (5): 723 - 727

[375] Solari A, Filippini G, Gasco P, et al. Physical rehabilitation has a positive effect on disability in multiple sclerosis patients. Neurology, 1999, 52 (1): 57 - 62

[376] Spector SA, Gordon PL, Feuerstein IM, et al. Strength gains without muscle injury after strength training in patients with postpolio muscular atrophy. Muscle Nerve, 1996, 19 (10): 1282 - 1290

[377] Spitzenpfeil P, et al. Strength training with whole body vibrations: single case studies and time series analyses. Presentation 4th Annual Congress of the European College of Sport Science, Rome, 1999

[378] Spring H, Dvorak J, Dvorak V, et al. Theorie und Praxis der Trainingstherapie. 3. Aufl. Stuttgart: Thieme, 2008

[379] Starrost K, Liepert J. Virtuelle Realität in der neurologischen Rehabilitation. In: Dettmers Ch, Stephan KM. Motorische Therapie nach Schlaganfall. Bad Honnef: Hippocampus, 2011

[380] States RA, Salem Y, Pappas E. Overground gait training for individuals with chronic stroke: a Cochrane systematic review. J Neurol Phys Ther, 2009, 33 (4): 179 - 186

[381] Stephan KM, Krause H, Homberg V. ICF-basierte Zieldefinition als Grundlage für eine rationale Rehasteuerung. In: Dettmers Ch, Stephan KM, Hrsg. Motorische Therapie nach Schlaganfall. Bad Honnef: Hippocampus, 2011

[382] Sterr A, Freivogel S. Intensive training in chronic upper limb hemiparesis does not increase spasticity or synergies. Neurology, 2004, 63(11): 2176 - 2177

[383] Sterr A, Freivogel S. Motor-improvement following intensive training in low-functioning chronic hemiparesis. Neurology, 2003, 61 (6): 842 - 844

[384] Sterr A, Müller MM, Elbert T, et al. Perceptual correlates of changes in cortical representation of fingers in blind multifinger Braille readers. J Neurosci, 1998, 18 (11): 4417 - 4423

[385] Störmer S. Grundlegende Kenntnisse zu Querschnittslähmungen: Ärztliche Therapie und Diagnostik. In: Hüter-Becker A, Dölken M, Hrsg. Physiotherapie in der Neurologie. Stuttgart: Thieme, 2010: 266 - 286

[386] Sunderland A, Tinson D, Bradley L, et al. Arm function after stroke. An evaluation of grip strength as a measure of recovery and a prognostic indicator. J Neurol Neurosurg Psychiatry, 1989, 52 (11): 1267 - 1272

[387] Sünkeler IH. Epidemiologie neurologisch bedingter Behinderungen. In: Frommelt P, Lösslein H, Hrsg. Neuro-Rehabilitation. 3. Aufl. Heidelberg: Springer, 2010

[388] Surakka J, Romberg A, Ruutiainen J, et al. Effects of aerobic and strength exercise on motor fatigue in men and women with multiple sclerosis: a randomized controlled trial. Clin Rehabil, 2004, 18 (7): 737 – 746

[389] Suttor M, Diemer F. Morbus Parkinson Teil III-hilft Krafttraining? Physiotherapie Med, 2009, 4: 5

[390] Sveen ML, Andersen SP, Ingelsrud LH, et al. Resistance training in patients with limb-girdle and becker muscular dystrophies. Muscle Nerve, 2013, 47 (2): 163 – 169

[391] Sveen ML, Jeppesen TD, Hauerslev S, et al. Endurance training improves fitness and strength in patients with Becker muscular dystrophy. Brain, 2008, 131 (Pt 11): 2824 – 2831

[392] Tackmann W. Neuropathien und Myopathien. In: Frommelt P, Grötzbach H, Hrsg. NeuroRehabilitation. Berlin, Wien: Blackwell, 1999

[393] Tanaka S, Hachisuka K, Ogata H. Muscle strength of trunk flexion-extension in post-stroke hemiplegic patients. Am J Phys Med Rehabil, 1998, 77 (4): 288 – 290

[394] Taub E, Miller NE, Novack TA, et al. Technique to improve chronic motor deficit after stroke. Arch Phys Med Rehabil, 1993, 74 (4): 347 – 354

[395] Taub E, Morris DM. Constraint-induced movement therapy to enhance recovery after stroke. Curr Atheroscler Rep, 2001, 3 (4): 279 – 286

[396] Taube W, Gruber M, Gollhofer A. Spinal and supraspinal adaptations associated with balance training and their functional relevance. Acta Physiol (Oxf), 2008, 193 (2): 101 – 116

[397] Taube W. Neuronale Mechanismen der posturalen Kontrolle und der Einfluss von Gleichgewichtstraining. J Neurol Neurochir Psychiatr, 2013, 14 (2): 55 – 63

[398] Taylor NF, Dodd KJ, Prasad D, et al. Progressive resistance exercise for people with multiple sclerosis. Disabil Rehabil, 2006, 28 (18): 1119 – 1126

[399] Teasdale G, Jennett B. Assessment of coma and impaired consciousness. A practical scale. Lancet, 1974, 2 (7872): 81 – 84

[400] Teixeira-Salmela LF, Olney SJ, Nadeau S, et al. Muscle strengthening and physical conditioning to reduce impairment and disability in chronic stroke survivors. Arch Phys Med Rehabil, 1999, 80 (10): 1211 – 1218

[401] Thieme H, Bayn M, Wurg M, et al. Mirror therapy for patients with severe arm paresis after stroke—a randomized controlled trial. Clin Rehabil, 2013, 27 (4): 314 – 324

[402] Thoumie P, Lamotte D, Cantalloube S, et al. Motor determinants of gait in 100 ambulatory patients with multiple sclerosis. Mult Scler, 2005, 11 (4): 485 – 491

[403] Tiffreau V, Rapin A, Serafi R, et al. Post-polio syndrome and rehabilitation. Ann Phys Rehabil Med, 2010, 53 (1): 42 – 50

[404] Tinetti ME. Performance-oriented assessment of mobility problems in elderly

patients. J Am Geriatr Soc, 1986, 34 (2): 119 – 126

[405] Tinetti ME, Williams TF, Mayewski R. Tinetti Balance Assessment Tool. Fall Risk Index for elderly patients based on number of chronic disabilities. Am J Med, 1986, 3(80), 429 – 434. Available at: http://hdcs. fullerton. edu/csa/ Research/documents/TinettiPOMA. pdf

[406] Triem S, Luft AR. Nachweis von Plastizität in der Rehabilitation. Neuro Rehabil, 2009, 15(4): 171 – 173

[407] Troosters T, Gosselink R, Decramer M. Six minute walking distance in healthy elderly subjects. Eur Respir J, 1999, 14 (2): 270 – 274

[408] Turbanski S, Haas CT, Schmidtbleicher D, et al. Effects of random whole-body vibration on postural control in Parkinson's disease. Res Sports Med, 2005, 13 (3): 243 – 256

[409] Tuttle LJ, Hastings MK, Mueller MJ. A moderate-intensity weight-bearing exercise program for a person with type 2 diabetes and peripheral neuropathy. Phys Ther, 2012, 92 (1): 133 – 141

[410] Tyson SF, Connell LA, Busse ME, et al. What is Bobath? A survey of UK stroke physiotherapists' perceptions of the content of the Bobath concept to treat postural control and mobility problems after stroke. Disabil Rehabil, 2009, 31 (6): 448 – 457

[411] Uhlmann A. Wolfgang Kohlrausch (1888—1980) und die Geschichte der deutschen Sportmedizin [Dissertation]. Freiburg i. Br.: Albert-Ludwigs-Universität, 2004

[412] van de Port IG, Wood-Dauphinee S, Lindeman E, et al. Effects of exercise training programs on walking competency after stroke: a systematic review. Am J Phys Med Rehabil, 2007, 86 (11): 935 – 951

[413] van de Port IG, Kwakkel G, van Wijk I, et al. Susceptibility to deterioration of mobility long-term after stroke: a prospective cohort study. Stroke, 2006, 37 (1): 167 – 171

[414] van den Berg M, Dawes H, Wade DT, et al. Treadmill training for individuals with multiple sclerosis: a pilot randomised trial. J Neurol Neurosurg Psychiatry, 2006, 77 (4): 531 – 533

[415] van den Brand R, Heutschi J, Barraud Q, et al. Restoring voluntary control of locomotion after paralyzing spinal cord injury. Science, 2012, 336 (6085): 1182 – 1185

[416] van Nes IJ, Latour H, Schils F, et al. Long-term effects of 6-week whole-body vibration on balance recovery and activities of daily living in the postacute phase of stroke: a randomized, controlled trial. Stroke, 2006, 37 (9): 2331 – 2335

[417] Van Peppen RP, Kwakkel G, Wood-Dauphinee S, et al. The impact of physical therapy on functional outcomes after stroke: what's the evidence? Clin Rehabil, 2004, 18 (8): 833 – 862

[418] Vaney C, Roth R. Rehabilitation bei Multipler Sklerose (MS). In: Frommelt P, Lösslein H, Hrsg. NeuroRehabilitation. 3. Aufl. Heidelberg: Springer, 2010

[419] Velikonja O, Curié K, Ozura A, et al. Influence of sports climbing and yoga on

spasticity, cognitive function, mood and fatigue in patients with multiple sclerosis. Clin Neurol Neurosurg, 2010, 112 (7): 597 – 601

[420] Verschuren O, Ketelaar M, Takken T, et al. Exercise programs for children with cerebral palsy: a systematic review of the literature. Am J Phys Med Rehabil, 2008, 87 (5): 404 – 417

[421] Viebrock H, Forst B. 2008

[422] Volpe BT, Krebs HI, Hogan N, et al. A novel approach to stroke rehabilitation: robot-aided sensorimotor stimulation. Neurology, 2000, 54 (10): 1938 – 1944

[423] von der Heyden S, Emons G, Viereck V, et al. Effect on muscles of mechanical vibrations produced by the Galileo 2000 in combination with physical therapy in treating female stress urinary incontinence. Proceedings of the Congress of International Continence Society 2003. Department of Gynecology and Obstetrics, 2003, s. 285

[424] Weimann G. Klinischer Einsatz der Krankengymnastik. In: Gutenbrunner C, Weimann G, Hrsg. Krankengymnastische Methoden und Konzepte. Heidelberg: Springer, 2004

[425] Weiss T, Miltner WHR. Motorisches Lernen-neuere Erkenntnisse und ihre Bedeutung für die motorische Rehabilitation. Z f (Zeitschrift Pflaum Verlag München) Physiotherapeuten, 2001, 53:578 – 588

[426] Weiss A, Suzuki T, Bean J, et al. High intensity strength training improves strength and functional performance after stroke. Am J Phys Med Rehabil, 2000, 79 (4): 369 – 376, quiz 391 – 394

[427] Wen CP, Wai JP, Tsai MK, et al. Minimum amount of physical activity for reduced mortality and extended life expectancy: a prospective cohort study. Lancet, 2011, 378 (9798): 1244 – 1253

[428] Wernig A, Müller S. Laufband locomotion with body weight support improved walking in persons with severe spinal cord injuries. Paraplegia, 1992, 30 (4): 229 – 238

[429] Whitall J, McCombe Waller S, et al. Repetitive bilateral arm training with rhythmic auditory cueing improves motor function in chronic hemiparetic stroke. Stroke, 2000, 31 (10): 2390 – 2395

[430] White LJ, McCoy SC, Castellano V, et al. Resistance training improves strength and functional capacity in persons with multiple sclerosis. Mult Scler, 2004, 10 (6): 668 – 674

[431] Wicklein EM, Pfeiffer G, Ratusinski T, et al. Type I Charcot-Marie-Tooth Syndrom. Disability and management [Article in German]. Nervenarzt, 1997, 68 (4): 358 – 362

[432] Wiesinger GF, Quittan M, Aringer M, et al. Improvement of physical fitness and muscle strength in polymyositis/dermatomyositis patients by a training programme. Br J Rheumatol, 1998a, 37 (2): 196 – 200

[433] Wiesinger GF, Quittan M, Graninger M, et al. Benefit of 6 months long – term physical training in polymyositis/dermatomyositis patients. Br J Rheuma-

tol, 1998b, 37 (12): 1338 – 1342

[434] Willoughby KL, Dodd KJ, Shields N. A systematic review of the effectiveness of treadmill training for children with cerebral palsy. Disabil Rehabil, 2009, 31 (24): 1971 – 1979

[435] Winstein CJ, Rose DK, Tan SM, et al. A randomized controlled comparison of upper-extremity rehabilitation strategies in acute stroke: A pilot study of immediate and long-term outcomes. Arch Phys Med Rehabil, 2004, 85 (4): 620 – 628

[436] Winter S, Ludolph AC. Motoneuronerkrankungen. In: Winkler J, Ludolph A, Hrsg. Neurodegenerative Erkrankungen des Alters. Stuttgart: Thieme, 2004

[437] Woldag H, Hummelsheim H. Evidence-based physiotherapeutic concepts for improving arm and hand function in stroke patients: a review. J Neurol, 2002, 249 (5): 518 – 528

[438] Wolf PA, Cobb JL, D'Agostino RB. Epidemiology of stroke. In: Barnett HJM, Mohr JP, Stein BM, eds. Stroke: pathophysiology, diagnosis and management. New York: Churchill Livingston, 1992: 3 – 27

[439] Wolf SL, Lecraw DE, Barton LA, et al. Forced use of hemiplegic upper extremities to reverse the effect of learned nonuse among chronic stroke and head-injured patients. Exp Neurol, 1989, 104 (2): 125 – 132

[440] Wolf SL, Winstein CJ, Miller JP, et al, EXCITE Investigators. Effect of constraint-induced movement therapy on upper extremity function 3 to 9 months after stroke: the EXCITE randomized clinical trial. JAMA, 2006, 296 (17): 2095 – 2104

[441] Wolf SL, Winstein CJ, Miller JP, et al. Retention of upper limb function in stroke survivors who have received constraint-induced movement therapy: the EXCITE randomised trial. Lancet Neurol, 2008, 7(1): 33 – 40

[442] Wolfsegger T, Stieglbauer K, Topakian R Weiss EM, et al. Belastungsintensitäten für ein Ausdauer- und Krafttraining bei Patienten mit Myasthenia gravis. Dtsch Z Sportmed, 2011, 62(5): 125 – 129

[443] Wright NC, Kilmer DD, McCrory MA, et al. Aerobic walking in slowly progressive neuromuscular disease: effect of a 12-week program. Arch Phys Med Rehabil, 1996, 77 (1): 64 – 69

[444] Wulf G. Motorisches Lernen: Einflussgröße und ihrer Optimierung. In: Dettmers Ch, Bülau P, Weiller C, Hrsg. Schlaganfall Rehabilitation. Bad Honnef: Hippocampus, 2007

[445] Wulf G, Clauss A, Shea CH, Whitacre CA. Benefits of self-control in dyad practice. Res Q Exerc Sport, 2001, 72 (3): 299 – 303

[446] Wulf G, McConnel N, Gärtner M, Schwarz A. Enhancing the learning of sport skills through external-focus feedback. J Mot Behav, 2002, 34(2): 171 – 182

[447] Wulf G, Raupach M, Pfeiffer F. Self-controlled observational practice enhances learning. Res Q Exerc Sport, 2005, 76 (1): 107 – 111

[448] Wulf G, Shea CH. Understanding the role of augmented feedback: the good,

the bad and the ugly. In: Williams A, Hodges NJ, eds. Skil acquisition in sport: Research, theory and practice. London: Routlede, 2004: 121 – 144

[449] Wulf G, Toole T. Physical assistance devices in complex motor skill learning: benefits of a self-controlled practice schedule. Res Q Exerc Sport, 1999, 70 (3): 265 – 272

[450] Yang YR, Wang RY, Lin KH, et al. Task-oriented progressive resistance strength training improves muscle strength and functional performance in individuals with stroke. Clin Rehabil, 2006, 20 (10): 860 – 870

[451] Zäch G, Koch HG. Paraplegie. Ganzheitliche Rehabilitation. Freiburg: Karger, 2006

[452] Zerres K, Rudnik-Schöneborn S, Wirth B. Proximale spinale Muskelatrophien. Dtsch Arztebl, 1998, 95(26): A – 1667 – A – 1674

[453] Ziegler K. Evidenzbasierte Physiotherapie bei Multipler Sklerose. Nervenheilkunde, 2007, 12: 1088 – 1094

[454] Zierz S, Jerusalem F. Muskelerkrankungen: Referenz-Reihe Neurologie. 3. Aufl. Stuttgart: Thieme, 2003

[455] Zwecker M, Zeilig G, Ohry A. Professor Heinrich Sebastian Frenkel: a forgotten founder of rehabilitation medicine. Spinal Cord, 2004, 42(1): 55 – 56

[456] Zwick H, ed. Bewegung als Therapie: gezielte Schritte zum Wohlbefinden. 2. Aufl. Heidelberg: Springer, 2006

索　引